Dr. med. Bernd Reinhardt

Wirksame Hilfe bei Nackenschmerzen

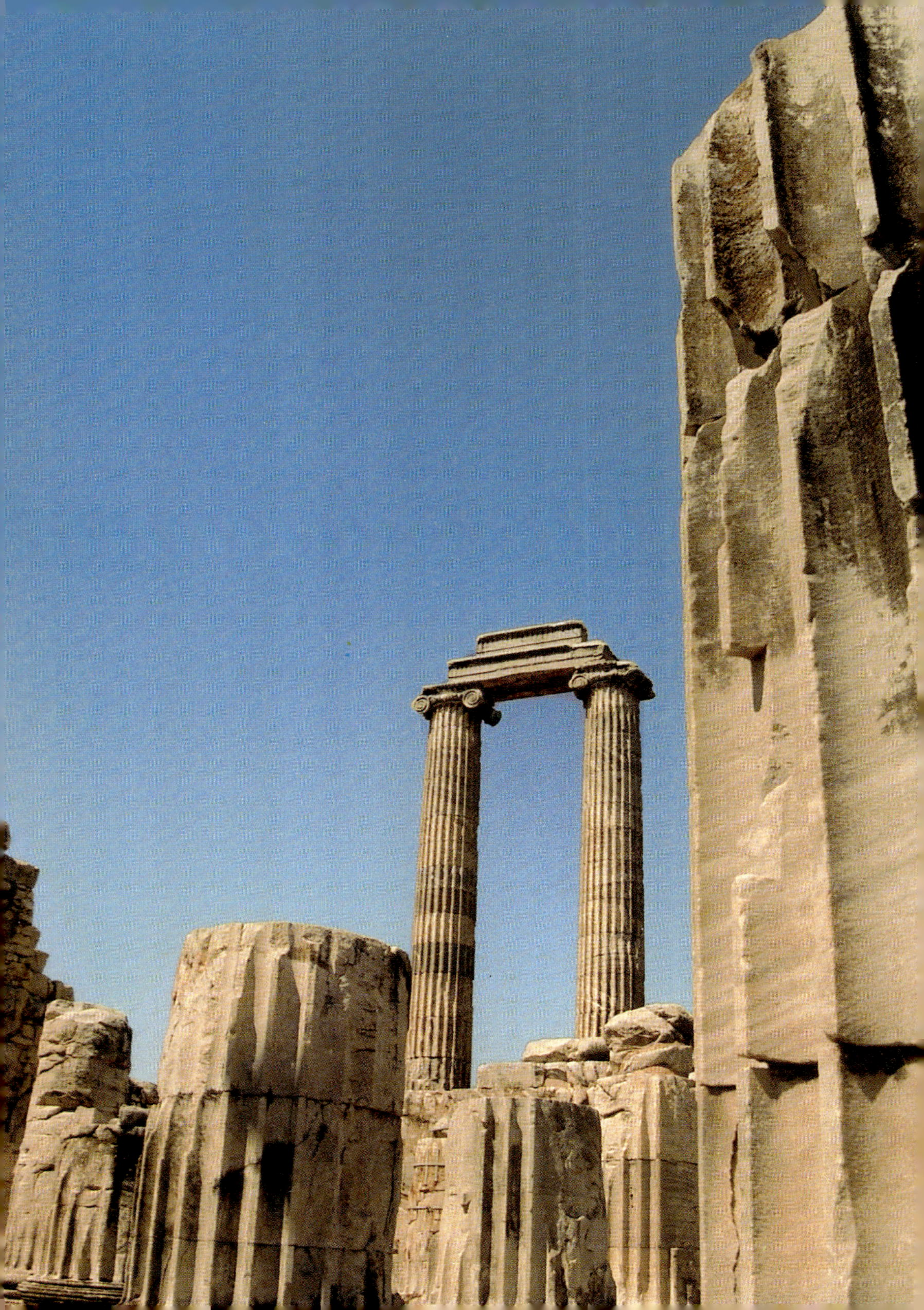

Dr. med. Bernd Reinhardt

Wirksame Hilfe bei Nackenschmerzen

Bewährte Hausmittel und Naturheilverfahren
Entspannungsgymnastik und Lockerungsübungen
Partnermassage und orthopädische Hilfen
Tips für den Arbeitsplatz

MIDENA

Wir danken der Firma LEUWICO Büromöbel GmbH, Wiesenfeld, für die Bereitstellung der Fotos im Übungsteil (Seite 116 – 123)

Der Autor
Dr. med. Bernd Reinhardt ist Facharzt für Orthopädie in Bad Aibling, Begründer und Ehren-Vorsitzender des Bundesverbandes der deutschen Rückenschulen (BdR) und Autor zahlreicher Bücher, Artikel, Fernseh- und Videoproduktionen.

Die Deutsche Bibliothek – CIP-Einheitsaufnahme

Reinhardt, Bernd:

Wirksame Hilfe bei Nackenschmerzen : bewährte Hausmittel
und Naturheilverfahren ; Entspannungsgymnastik
und Lockerungsübungen ; Partnermassage und orthopädische Hilfen ;
Tips für den Arbeitsplatz / Bernd Reinhardt.
- Augsburg : Midena, 1999
ISBN 3-310-00487-2

Midena Verlag, Augsburg

Produktion: Hampp Verlag GmbH, Stuttgart
Redaktion: Redaktionsbüro Yvonne Georgi, Langenau
Lektorat: Franz Leipold
Satz: pws Print und Werbeservice Stuttgart GmbH
Repro: BTB Bild und Text Baun GmbH, Fellbach
Umschlaggestaltung: S/L Kommunikation
Umschlagfotos: Zefa/N.Y.Gold (Hintergrund), Superstock (Einklinker)
Druck und Bindung: Offizin Andersen Nexö, Leipzig – ein Betrieb der
INTERDRUCK Graphischer Großbetrieb GmbH
Printed in Germany
ISBN 3-310-00487-2

Gedruckt auf elementar chlorfrei gebleichtem Papier

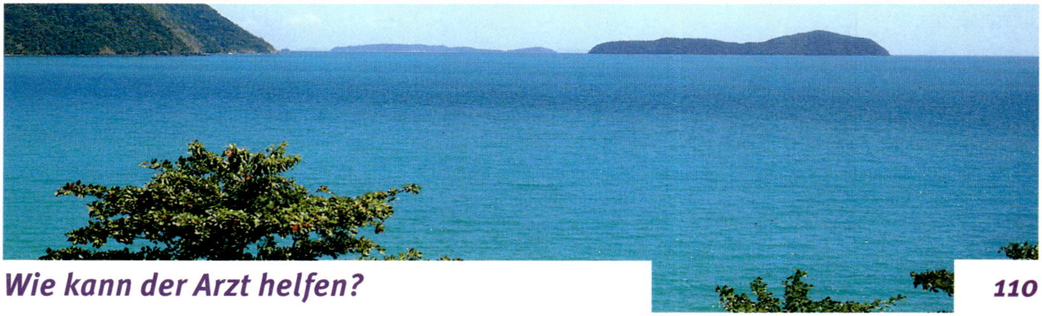

Vorwort

Liebe Leser,

haben Sie heute wieder einen anstrengenden Bürotag hinter sich – den ganzen Tag vor dem Computer sitzen, angestrengt auf den Bildschirm schauen müssen, keine Bewegung? Und Ihr Nacken? Der ist nach so einem langen Tag bestimmt angespannt. Wahrscheinlich möchten Sie sich jetzt nur noch vor dem Fernseher lümmeln, die Füße hochlegen und gar nichts mehr tun. Ihrem Nacken wird das gar nicht gefallen. Er hat noch lange nicht Feierabend.

Dieses Buch will Sie vertraut machen mit den Aufgaben, die unsere Wirbelsäule Tag für Tag „ertragen" muß. Und es will Verständnis wecken für die Zusammenhänge zwischen ausreichender Bewegung und Erhaltung der Beweglichkeit. Es zeigt Ihnen, wo in unserem Alltag überall „Nackenfallen" lauern, und welche unterschiedlichen Beschwerden diese hervorrufen können.

Zur Behebung wie auch zur Vorbeugung von Nackenschmerzen kann man viel tun. Wichtig ist, daß Sie selbst aktiv werden – ein Anfang kann das Erlernen einer geeigneten Entspannungsmethode sein. Auch die richtige Gestaltung des Arbeitsplatzes hilft, Nackenschmerzen zu vermeiden – Sitzen ist nämlich nicht gleich richtiges Sitzen. Darüber hinaus steht Ihnen noch eine Reihe von Anwendungen zur Verfügung, mit denen Sie Ihre Nackenprobleme bald in den Griff bekommen sollten. Das reicht von den „Hausmitteln" wie der Anwendung heilender Wärme über orthopädische Hilfen bis hin zur Partnermassage. Die Übungen am Ende des Buches zur Entspannung und Kräftigung der Nackenmuskulatur können Sie sogar im Büro anwenden – probieren Sie es gleich einmal aus!

Bad Aibling, im Frühjahr 1999
Bernd Reinhardt

Funktion und Aufbau der Halswirbelsäule

Sie verbindet den Rumpf mit dem Kopf, fungiert als eine Art „Sinnesorgan" und kann noch eine ganze Reihe anderer Dinge mehr – unsere Halswirbelsäule. Erfahren Sie etwas über die faszinierende Entwicklungsgeschichte dieser „Säule", deren Aufbau und Funktionalität jede noch so stabil scheinende Säule antiker Baumeister in den Schatten stellt.

Die Entwicklungsgeschichte des Halses

Vor etwa 300 Millionen Jahren verließen die ersten Wirbeltiere das Wasser und eroberten das Land. Nach den Amphibien entwickelten sich vor etwa 250 Millionen Jahren die Reptilien, ihnen folgten vor ca. 50 Millionen Jahren die Säugetiere. Die Primaten, zu denen auch der Mensch zählt, entwickelten sich über den folgenden Stammbaum:

Jahrmillionen vergingen, bis der Kopf dort „saß", wo er heute sitzen sollte!

Baumlebende Insektenfresser (Insektivoren) ➜ Makis ➜ Koboldmakis ➜ Neuweltaffen ➜ Altweltaffen ➜ Menschenaffen ➜ Mensch. Erst vor zwei bis drei Millionen Jahren tauchten die Frühformen des Homo sapiens auf.

Ein großer Schritt an Land

Der Wechsel vom Leben im Wasser zum Leben an Land war der tiefgreifendste Einschnitt, den die Entwicklungsgeschichte der Wirbeltiere zu bewältigen hatte.

Bei den Fischen erforderte der „Heckantrieb" der Flossen eine stabile Verbindung von Kopf und Körper. Bei den Reptilien hingegen, die auf „Heck- und Allradantrieb" eingestellt sind, war eine feste Kopf-Rumpf-Verbindung nur dann erforderlich, wenn es um die Nahrungsaufnahme (schnappen und reißen) sowie um die Verteidigung ging. Bei den höheren Wirbeltieren wurde die vorher starre Fixierung zwischen Kopf und Wirbelsäule in eine besonders mobile, gelenkige Funktion umgebaut. Eine schnelle, präzise und möglichst störungsfreie Beweglichkeit des Kopfes hatte offensichtlich einen erheblichen Überlebensvorteil gebracht.

Am Anfang der Entwicklung war die Verbindung zwischen Kopf und Rumpf noch starr. Um ein Überleben der Tiere gewährleisten zu können, mußte diese Verbindung beweglich werden.

Mit der aufrechten Körperhaltung entwickelte sich unter einer stabilen Schädeldecke auf einer sehr beweglichen Halswirbelsäule eine zunehmend größer werdende Empfangs- und Steuerungszentrale – das Gehirn. Der Schädel wurde nicht nur Aufnahmestation für Nahrung, Atmung und Informationen (Auge – Nase – Ohr), sondern Steuerzentrale für sämtliche bewußten und unbewußten Bewegungen. Für den aufrechten Gang auf zwei Beinen hat sich eine sehr bewegliche Halswirbelsäule mit einer differenzierten Kupplung zum Schädel überaus bewährt.

Wie der Kopf vom Hals getragen wird – die Funktion der Wirbelsäule

Erhaben, wie Atlas die Erde schultert, trägt die klassische Säule das Dach eines Monumentes – solange sie steht. Die Wirbelsäule unterscheidet sich von der klassischen Säule grundlegend. Ihre Form ist nicht gerade, sondern S-förmig. Die Bausteine der „Säule", die Wirbel, sind im Bereich der Lendenwirbelsäule größer, stabiler und tragfähiger als z. B. die zierlich anmutenden Wirbelkörper der Halswirbelsäule. Während die Lendenwirbelsäule eher eine Trage- und Stützfunktion hat, ist die Halswirbelsäule ganz auf Beweglichkeit und Flexibilität angelegt.

Für den aufrechten Gang benötigt man eine Halswirbelsäule, die eine hohe Beweglichkeit aufweist.

Die Wirbelsäule ist eine Wirbelkette, die Erschütterungen und andere äußere Einwirkungen vor allem durch ihre doppelt S-fömige Krümmung und durch die bewegliche Gliederung unvergleichlich besser toleriert als die klassische Säule. Die typische S-Krümmung unserer Wirbelsäule kommt dadurch zustande, daß die Wirbel der Hals- und Lendenwirbelsäule leicht nach vorne geneigt sind,

Die doppelt S-förmig gebogene Wirbelsäule gewährt uns optimale Beweglichkeit und Flexibilität.

während sich die Brustwirbelsäule entgegengesetzt nach hinten neigt. Dadurch liegt der Schwerpunkt des Rumpfes genau über den Beinen – das entstehende Gleichgewicht benötigen wir, um aufrecht stehen zu können.

Ein weiterer ganz entscheidender Vorteil gegenüber der klassischen Säule: Bänder und eine genial ausgeklügelte Muskelhülle schützen die aufeinandergestapelten Bausteine. Ohne die elastischen Bänder und Muskeln, die von jedem Wirbel ausgehen, gäbe

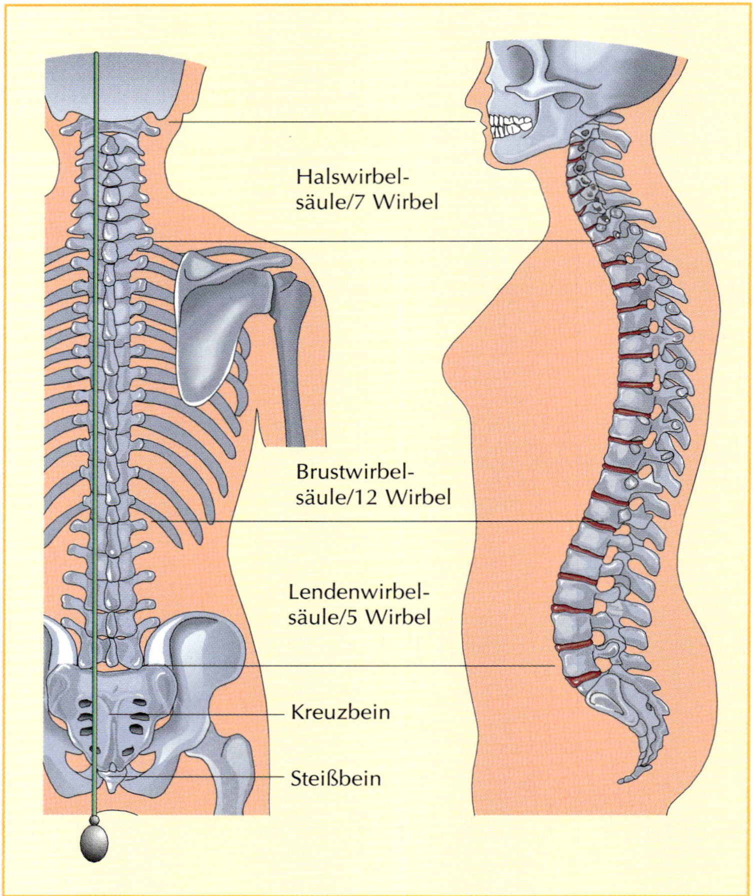

Die menschliche Wirbelsäule in einer Ansicht von hinten (links) und in einer Seitenansicht (rechts). Von der Seite ist die typische S-Krümmung der Wirbelsäule zu erkennen, durch die sie ihre Beweglichkeit erhält.

es nämlich keinen Halt für die Wirbelsäule. Bewußtes An- und Entspannen unserer Schultergürtel-, Bauch- und Rückenmuskulatur koordiniert unseren Gang und unsere Haltung. Zusätzlich haben die Bänder die Aufgabe, die einzelnen Wirbel zusammenzuhalten und die Wirbelsäule vor einer Überbeweglichkeit zu schützen – diese Funktion läuft allerdings ohne unser Zutun ab.

Entscheidender Konstruktionsvorteil: Bewegliche Segmente

Der alles entscheidende Konstruktionsvorteil der Wirbelsäule sind die beweglichen Segmente zwischen den Wirbelkörpern. Zwei paarig angelegte Wirbelgelenke, die Bandscheiben, die in unversehrter Funktion als Halbgelenke zu rechnen sind, ermöglichen eine stabile Beweglichkeit in jedem einzelnen Segment. Dabei geben die paarig angelegten Wirbelgelenke, je zwei zum darüberliegenden und zwei zum darunterliegenden Wirbelkörper, die Bewegungsrichtung und das Bewegungsausmaß vor. Die jeweilige Bandscheibe dient der Abfederung der vertikalen Krafteinwirkung, die am besten flächig auf ihr verteilt sein soll, und läßt auch durch ihre Ver-

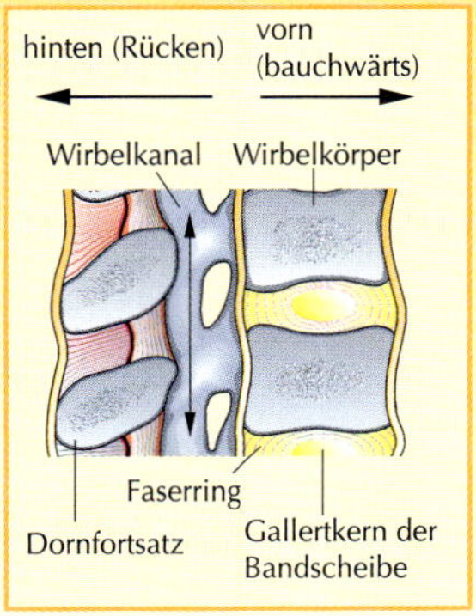

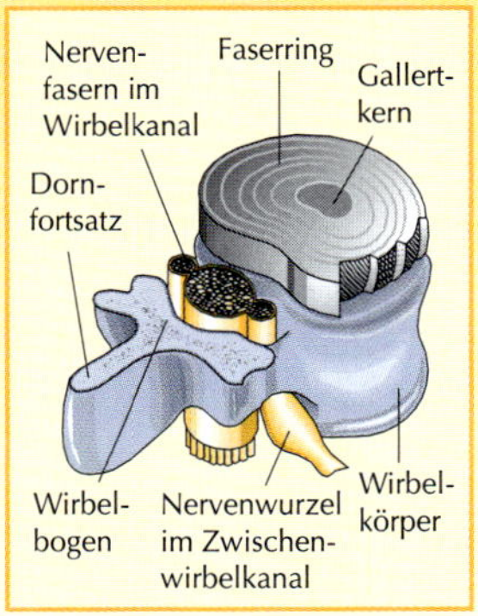

Links: Seitenansicht zweier Wirbel, dazwischen die Bandscheibe. Ein Gallertkern im Inneren der Bandscheibe federt Bewegung und Belastung ab, indem er durch Aufnahme bzw. Abgabe von Wasser seine Elastizität und damit Belastbarkeit verändert. Rechts: Querschnitt einer Bandscheibe: Den Gallertkern umgibt ein Faserring. Direkt neben der Bandscheibe verlaufen die empfindlichen Nervenfasern im Wirbelkanal.

Die mit Wasser vollgesogenen Bandscheiben geben bei Belastung Wasser an ihre Umgebung ab und wirken so als „Stoßdämpfer".

formbarkeit beschränkte Rotations- und Scherbewegungen zu. Die Gesamtbeweglichkeit in jedem Bewegungssegment der Wirbelsäule ergibt sich dementsprechend aus der Beweglichkeit der Wirbelgelenke, der Verformbarkeit der Bandscheibe und der Dehnbarkeit der Bänder. Solange eine Bandscheibe gesund ist, besitzt sie durch ihr enormes Wasserbindungsvermögen an ihre Knorpelzellen einen Quellungsdruck, der die Wirbelkörper darüber und darunter auf Distanz hält. Durch die pralle Füllung der Bandscheibe mit Wasser wird der von Wirbelkörper zu Wirbelkörper gespannte Bandapparat gestrafft.

Nach dem Prinzip der Zuggurtung werden im Bewegungssegment so die Druck- und Zugkräfte optimal verteilt, und eine stabile Beweglichkeit bleibt erhalten. Die einzelnen Wirbelsäulenabschnitte darf man nie getrennt betrachten, sondern die Wirbelsäule ist immer als Gesamtkomplex anzusehen, der bei Funktionsstörungen einzelner Abschnitte als ganzes Organ reagiert. Das bedeutet, daß sich Störungen im Bereich der Lendenwirbelsäule bis in die Halswirbelsäule hinein auswirken können und umgekehrt.

Die Halswirbelsäule – genialer als ein griechisches Säulenkapitell

Nur eine gesunde Wirbelsäule garantiert:

- Elastizität
- Stabilität
- Beweglichkeit

Der Halswirbelsäule kommt eine besondere Aufgabe zu, denn sie gehört zwar zum gesamten Organ Wirbelsäule, überragt aber frei den Rumpf, in dessen Obhut z.B. die Brust- und Lendenwirbelsäule gut aufgehoben sind.

Ihr oberer Anteil erfüllt die Funktion eines Säulenkapitells – dem Kopfstück einer Säule – wie wir es aus der antiken Architektur kennen. So schön solche dorischen, ionischen, korinthischen oder romanischen Kapitelle äußerlich auch anmuten mögen, so schnell sind sie jedoch durch Erschütterungen zu verschieben und fielen oder fallen nicht selten herunter.

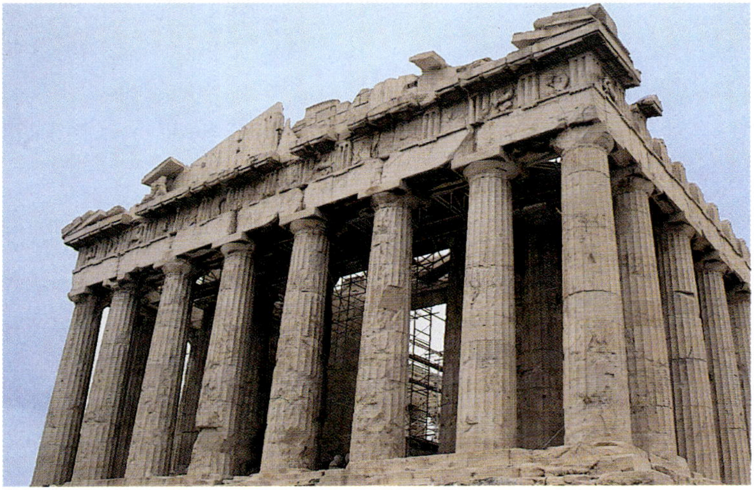

Diese griechischen Säulen haben Jahrtausende überdauert und üben noch immer ihre Halte- und Stützfunktion aus – sie dürfen nur nicht (z. B. durch ein Erdbeben) ins Wanken geraten.

Das Wirbelsäulenkapitell, auf dem der Kopf ruht, nennt sich Atlas. In der griechischen Sage ist Atlas der Sohn des Titanen Iapetus, Träger des Himmelsgewölbes. Der Axis oder Episthropheus, so bezeichnet man den zweiten Halswirbelkörper, ursprünglich Teil des Atlas, trägt seinerseits den Atlas.

Als Kopfgelenke bezeichnet man die gelenkige Verbindung zwischen Schädel, Atlas und Axis. Die Kopfgelenke unterscheiden sich in anatomischer und neurophysiologischer Funktion von der übrigen Halswirbelsäule.

Die Kopfgelenke – ein zusätzliches Sinnesorgan mit baulichen Besonderheiten

Zunächst wollen wir diese gelenkige Verbindung zwischen Schädel und Atlas, Atlas und Axis – die Kopfgelenke – etwas näher betrachten. Der anatomische Aufbau und die Funktion sind derart kompliziert, daß wir uns hier auf die wichtigsten Punkte konzentrieren wollen. Den Aufbau und die Funktion der gelenkigen Verbindung zwischen dem Schädel und dem Atlas können Sie sich wie folgt vorstellen:

Atlas und Axis unterscheiden sich anatomisch und neurophysiologisch von den übrigen Halswirbeln.

In der Meditationsstellung sitzen Sie mit breiten Schultern, die am Rumpf angelegten Arme sind in den Ellenbogengelenken rechtwinklig abgewinkelt, die vorgehaltenen Unterarme sind zur Mitte hin eingedreht, die Handflächen nach oben muldenförmig aufnehmend geöffnet.

Jetzt würden die muldenförmigen Handflächen die oberen Gelenkflächen des Atlas repräsentieren. In diese Mulden wird der Schädel mit seinen nach unten hin konkaven Gelenkflächen eingebettet. Der so in Ihre Hand gelegte Schädel kann bei der vorgegebenen Gelenkform eine Nickbewegung von 8 bis 13 Grad durchführen. Mehr Beweglichkeit wird diesem Gelenk durch die Form des Gelenkes sowie durch die Anspannung der Gelenkkapsel und die umgebenden Muskeln nicht erlaubt.

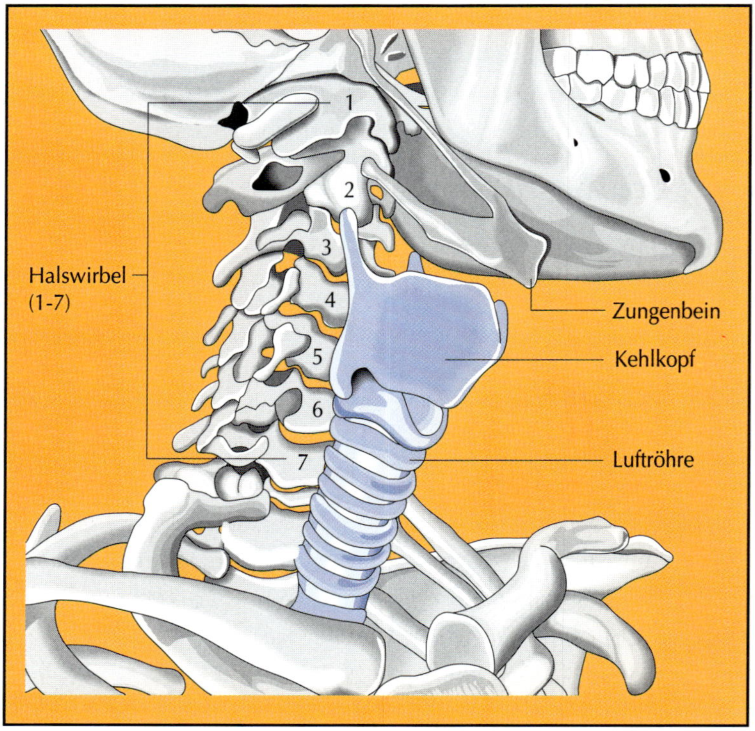

Darstellung der Halswirbelsäule: Die Kopfgelenke ermöglichen die gute Drehbeweglichkeit des Kopfes.

Die gute Drehbeweglichkeit der oberen Halswirbelsäule ermöglicht die besondere Konstruktion der Gelenke zwischen dem Atlas und dem Axis. Damit dies besser verständlich wird, können Sie einfach folgendes nachmachen:

Zeigefinger und Daumen Ihrer linken Hand formen ein „Loch“, den Daumen der rechten Hand legen Sie in dieses „Loch“ ein, so daß sich der Daumen gegen die Schwimmhautfalte zwischen dem Zeigefinger und Daumen einlegt. Jetzt rotieren Sie das „Loch“ um den Daumen. Daß der Daumen nicht ins „Loch“ fällt bzw. der vordere Bogen des Atlas wegwandert, sichert ein hinter Ihrem Daumen quer verlaufendes straffes Band den „Drehstift“ (Dens axis). Als Unterlage für den sich um den Stift drehenden Atlas dienen zwei flache Knochenteller. Die Drehmöglichkeit des Kopfes nach beiden Seiten beträgt durch diese Konstruktion durchschnittlich 43 Grad, was die Hälfte der gesamten Drehbewegung der Halswirbelsäule ausmacht.

Die Halswirbelsäule ist um fast 90 Grad drehbar.

Funktionelle Besonderheiten der Kopfgelenke

Diese Region der Kopfgelenke hat nicht nur eine anatomische Besonderheit, sondern auch eine neurophysiologische; das bedeutet, es gibt eine Verbindung der Sinnesorgane über das Gehirn mit den Kopfgelenken.

Wenn Sie geradeaus blicken, haben Sie gewissermaßen alles in Ihrem Blickfeld. Wollen Sie mehr sehen, ohne den Kopf dabei zu wenden, müssen Sie Ihre Augen in Blickrichtung bewegen. Natürlich werden Sie sich diese Mühe nicht längere Zeit machen, sondern vernünftigerweise den Kopf in die gewünschte Blickrichtung mitbewegen. Genauso verfahren Sie in vielen anderen Fällen: Um die volle Blume eines Weines genießen zu können, „hängen“ Sie die Nase etwas ins Glas, der Kopf neigt sich nach vorne; wenn ein guter Duft der leckeren Speise vorangeht, bewegt sich ihre Nase in Duft-

Beobachten Sie sich einmal selbst: Wenn man besser hören möchte, neigt sich der Kopf automatisch in Richtung der Tonquelle, so daß die Schallwellen direkt an das Ohr gelangen können.

Überall in unserem Körper sitzen Rezeptoren – empfindliche Fühler –, die als Empfangsstationen für bestimmte Reize fungieren.

richtung, der Kopf neigt sich nach hinten, um genüßlich den Duft besser in die Nase einströmen zu lassen. Wenn Sie besser hören wollen, neigt sich Ihr Kopf automatisch so, daß die Schallwellen optimal an ihr Ohr herankommen können.

Wie Sie sehen, sind die Sinnesorgane unmittelbar über das Gehirn mit den Kopfgelenken sinnvoll verschaltet. Im Bereich des oberen Nackens befindet sich im Vergleich zur übrigen Halswirbelsäule eine enorme Verdichtung von sogenannten Rezeptoren – dies sind elektrische Fühler in der Muskulatur, in den Bändern und an den Gelenkkapseln –, weil von hier aus die Position des Kopfes im Raum gesteuert wird. Bei Überforderung der Sinnesorgane einerseits und des „Sinnesorgans" Kopfgelenke andererseits kann es zu enormen internen Informationskonflikten kommen, die gegenseitige Fehlfunktionen auslösen können.

Störungen der Sinnesorgane können Störungen im Bereich der Kopfgelenke und umgekehrt verursachen.

Deshalb sei schon jetzt darauf hingewiesen, wie bedeutend diese Region der oberen Halswirbelsäule für die Befindlichkeit und Gesundheit ist – denken Sie zum Beispiel an die stundenlang oft in ungünstiger Position fixierte Halswirbelsäule, wenn Sie vor dem Computer sitzen.

Schultern und Arme als „Anhängsel"

Entwicklungsgeschichtlich gesehen sind Arme und Beine Äste des Körperstammes, die als Arm- bzw. Beinknospen aus den Ursegmenten der embryonalen Wirbelsäule herausgewachsen sind. Aus den Ursegmenten der Halswirbelsäule IV bis Brustwirbelsäule I stammt sämtliches Material, aus dem die Arme geschaffen wurden, aus den Ursegmenten Lendenwirbelsäule I bis Kreuzbein I haben sich die Beine entwickelt. Deshalb können der Daumen und die daumenseitige Hälfte des Zeigefingers kribbeln, weil die Haut dort aus dem Segment 6 der Halswirbelsäule stammt. Und auch in der Großzehe und der großzehenbenachbarten Seite der zweiten Zehe kann man nadelnde Schmerzen verspüren, weil die Haut von

Mit warmen Armbädern können Sie die Durchblutung fördern und die Muskulatur im Nacken lockern.

dort aus dem embryonalen Ursegment Lendenwirbelsäule V herrührt.

Die Arme hängen an den Schultern. Wie schon Leonardo da Vinci in seinen anatomischen Studien beobachten konnte, hängen die Schultern an Muskelzügen, die an der Halswirbelsäule, speziell am zweiten Halswirbelkörper, wie am Pfeiler einer Hängebrücke befestigt sind.

Alles, was man trägt, hängt an den Schultern und damit an der Halswirbelsäule.

Alles was wir tragen, hängt somit an den Schultern und schließlich auch an unserer Halswirbelsäule. Sämtliche Muskeln unserer Arme werden von der Halswirbelsäule her innerviert; die eingeübten Bewegungsmuster werden über Muskelketten bewerkstelligt, die ihren Ausgang im Bereich der Halswirbelsäule haben.

Zur Verdeutlichung noch ein anderes Beispiel: Sie sitzen am Schreibtisch mit der Absicht, Ihre Schreibarbeit zu erledigen. Dabei sitzen Sie aufrecht. Die Last des Armes ruht zunächst auf der Schreibfläche. Um diesen Arm abheben und bewegen zu können, heben Sie zuerst die Schulter, dann bewegen Sie den Oberarm zum

Griffbereit durch Muskelketten

Eine Bewegung über eine Muskelkette kann man sich folgendermaßen vorstellen: Nehmen wir an, Sie liegen im Bett und möchten die Nachttischlampe ausknipsen. Dazu heben Sie zuerst den Kopf leicht an, drehen ihn zur Lampe hin, bis Sie den Schalter genau im Blick haben. Dann heben Sie Ihren Arm vom Bett ab, führen ihn zur Seite, strecken den Ellenbogen, knicken das Handgelenk handrückenwärts, um so die Hand zu öffnen, strecken in den einzelnen Fingergelenken das Handgelenk, vervollkommnen die Streckung des Armes und beugen das Endglied Ihres Zeigefingers, um den Schalter auszuknipsen.

Muskelketten funktionieren vom Nacken zur Hand und umgekehrt von der Hand zum Nacken.

Bewegungsabläufe, wie sie z. B. das Greifen oder Heben erforderlich machen, sind einstudiert. Wir führen sie „automatisch" aus, ohne uns über die Abfolge der einzelnen Bewegungen Gedanken zu machen.

Schreibtisch hin. Beim Vorwärtsbewegen dreht sich der Unterarm so, daß die Handfläche zur Tischfläche zeigt. Nun knicken Sie Ihr Handgelenk handrückenwärts um – etwas nach außen gedreht – öffnen die Hand und greifen schließlich mit Daumen und Zeigefinger unter Mithilfe des Mittelfingers den Stift.

Wenn Sie schnell und verkrampft schreiben, verkrampft sich zunächst der Zeigefinger am Stift zu seinem oberen Ende entlanggleitend, die Spannung überträgt sich dann auf die Unterarmstreckmuskeln, auf die äußeren Oberarmmuskeln, um schließlich bei den Nackenmuskeln zu landen.

Die Bedeutung der „Büste"

In der Biomechanik der Wirbelsäulenabschnitte spielt das äußere Gleichgewicht eine entscheidende Rolle. Es wird bestimmt durch die auftretenden Kräfte, die durch das Gewicht der Körperteile und deren muskulärer Verspannung entstehen. Maßgebend ist dabei die Lage der Schwerpunkte der einzelnen Körperabschnitte, die als physikalische Bezugspunkte zur Bezeichnung der auftretenden Drehmomente benützt werden.

Die Kopfbalance

Stellt man sich den menschlichen Körper als eine Kette aus lauter einzelnen zusammenhängenden Gliedern vor, so besitzt jedes Glied einen eigenen Schwer- und Drehpunkt.

Der menschliche Körper bildet als Serie funktioneller Abschnitte ein Kettensystem. So besitzt jedes Segment dieser Gliederkette einen eigenen Schwerpunkt sowie einen eigenen Drehpunkt. Die segmentäre Aufteilung der Kettenglieder ermöglicht der Muskulatur, einer dauernden Kompensation der Falltendenz nach vorne entgegenzuwirken. Der Schwerpunkt des Kopfes liegt 0,7 cm hinter der als „Türkensattel" (Sella turcica) bezeichneten Struktur im Bereich der Schädelbasis. Die Physik der Kopfhaltung ist bestimmt durch das Gewicht des Kopfes, dessen Kraft in seinem Schwerpunkt, also in der Gegend des Türkensattels, angreift, sowie die Kraft, die durch die Nackenmuskulatur und die Bänder aufgebracht wird.

Der Gesichtsschädel – dies ist der Teil des Schädels, der vor unseren Ohren liegt –, ist schwerer als der Hinterhauptschädel, dementsprechend ist die Nackenmuskulatur kräftiger ausgebildet als die Muskeln des vorderen Halses. Eine muskulär gesicherte Balance des Schädels ist dann gewährleistet, wenn das Kräftespiel der Nackenmuskeln und das der vorderen Halsmuskeln ausgewogen ist.

Das Gewicht des Kopfes beträgt etwa acht Prozent des Körpergewichtes.

Schwerstarbeit für den Nacken

Beim Vorneigen des Kopfes kommt es – wie übrigens bei den meisten Arbeitshaltungen – zu einer höheren Belastung der Nackenmuskulatur, was zur Erschöpfung der Haltefähigkeit und auch zu schmerzhaften Reflexstörungen führen kann. So steigt die aufzuwendende Kraft der Nackenmuskulatur bei Arbeitshaltung von zwei kp in der Ruhehaltung auf vier kp bei maximalem Vorbeugen des Kopfes. Solange die Muskelkräfte für diese Haltearbeit ausreichen, wird der Kopf durch die Muskeln gehalten. Kommt es zu einer Erschöpfung der Muskulatur, müssen die Zugkräfte jedoch durch die Bänder und insbesondere durch das Nackenband aufgenommen und ausgeglichen werden.

Die Nackenmuskeln zählen zu den Antischwerkraftmuskeln.

Fast jede Bewegung unseres Halses und Nackens reicht bis in das mittlere Drittel der Brustwirbelsäule hinein. Dort entsteht nämlich bei unserer ständig durch die Erdanziehung gefährdeten aufrechten Haltung ein kritisches Spannungszentrum. Wie alle Übergänge einzelner Wirbelsäulenabschnitte ist auch der Übergang von der Hals- zur Brustwirbelsäule ein Schwachpunkt und bedarf besonderer „Betreuung“.

Beispiele: Zur Erläuterung, warum „Unregelmäßigkeiten“ an der Halswirbelsäule auch zu Beschwerden an von der Halswirbelsäule

Ohne die Nacken- und Halsmuskulatur könnten wir den Kopf nicht hochhalten.
Das Vorbeugen des Kopfes erfordert von ihnen eine zweimal so hohe Leistung wie die Ruhehaltung.

Das Zwerchfell ist ein Muskel, der den Rumpf in Brustkorb und Bauchraum aufteilt.

deutlich entfernt liegenden Punkten und Gebilden führen können, sei hier erwähnt, daß das Zwerchfell, unser wichtiger Atemmuskel, der den Rumpf in einen Bauchraum und in einen Brustkorb aufteilt, von dem Nerven innerviert wird, der aus dem Segment zwischen dem dritten und vierten Halswirbelkörper das Rückenmark verläßt.

Nervengeflechte und Nervenknoten des sogenannten sympathischen Nervensystems, die in unmittelbarer Nachbarschaft der Halswirbelsäule liegen und auch mit den Nerven der Halswirbelsäule verbunden sind, beeinflussen die Herztätigkeit. Sie wirken sich z. B. nicht nur auf die Durchblutungssituation des Herzens selbst, sondern auch auf die Reizzentren des Herzens aus, die für den Herzrhythmus zuständig sind.

Der tiefe Blick in die Augen Ihres Partners verrät Ihnen unter Umständen nicht nur warme Zuneigung, sondern könnte – rein

Heben belastet – vor allem, wenn es mit gekrümmtem Rücken ausgeführt wird – Halsmuskeln, Wirbelsäule und Bandscheiben. So machen Sie es richtig: In die Knie gehen, dann die Last mit geradem Rücken möglichst nah am Körper anheben, indem man den Oberkörper anhebt und die Knie- und Hüftgelenke streckt.

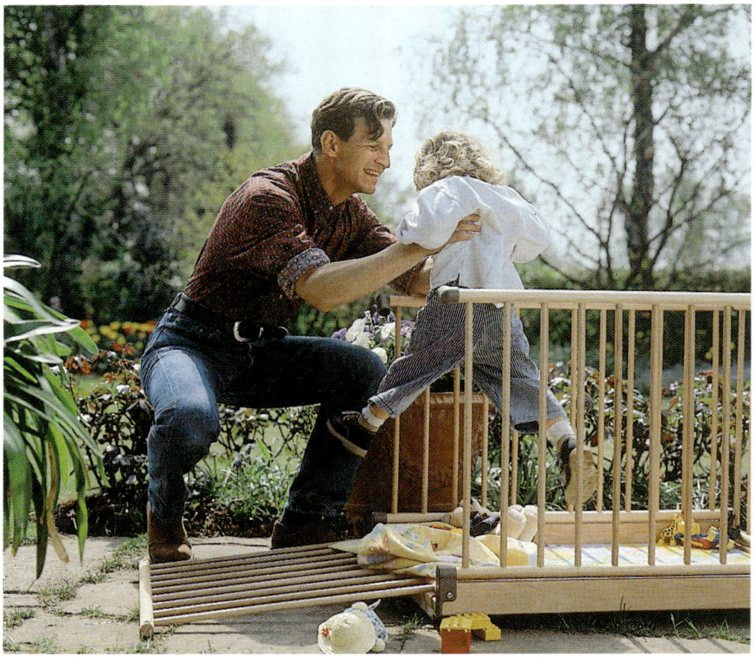

theoretisch selbstverständlich – auch Störungen im Bereich der oberen Thorakalsegmente signalisieren, denn von dort wird über das vegetative Nervensystem unter anderem auch das Spiel Ihrer Pupillen „geregelt".

Balanceakt für den Hals

Verwurzelt in der Erde und doch leicht wie eine Wolke sollte der Kopf über dem Rumpf „schweben". Die aktive Verlängerung Ihrer Halswirbelsäule schafft Ordnung in den Segmenten und eine ausgewogenen Balance der Nacken- und Halsmuskeln. Und vergessen Sie nicht: Balance hat auch immer etwas mit Bewegung zu tun.

Der Hals ist auch Korridor für die Ver- und Entsorgung des Gehirns.

Der Hals als Verbindungsteil zwischen Kopf und Rumpf

Die Kopfhaltung hat Einfluß auf die Durchblutung des Gehirns! Je mehr wir uns den Kopf „verrenken und verdrehen", um so mehr wird die Durchblutung eingeschränkt. Am besten ist die Durchblutung bei geradem Kopf in aufrechter Haltung. Besonders wichtig ist hier die sogenannte Vertebralarterie. Sie hat eine sehr enge Beziehung zu unserer Halswirbelsäule, weil sie vom 6. Halswirbelquerfortsatz aufwärts, also kopfwärts, gewissermaßen im knöchernen Gerüst der Halswirbelsäule verläuft. Mit einer Art zusätzlicher „Reserveschlinge" z. B. im Hinterhauptsloch, die die Drehbeweglichkeit des Kopfes gewährleistet, verschwindet sie dann auf dem Weg zum Gehirn. Im Korridor zwischen Kopf und Brustkorb führen dicke Venen das Blut vom Gehirn zum Herzen zurück. Kräftig pochende Arterien transportieren das mit Sauerstoff angereicherte Blut zum Kopf. Im Hals finden sich auch Lymphbahnen; sie „entwässern" die Muskulatur und das Zwischengewebe.

Das sympathische – unwillkürliche – Nervensystem unterliegt nicht unserer willentlichen Beeinflussung. Zu diesen automatisch und unbewußt ablaufenden Funktionen gehören auch das Atmen und Schlucken.

Der Nacken in der Klemme – Schmerzursachen

Ob der Nacken später zum Problem wird, entscheidet sich oft schon in der Schulzeit.

Es gibt die verschiedensten Ursachen dafür, daß unser Nacken „in der Klemme" steckt. Der Grundstein für einen lädierten Nacken und auch Rücken wird erstaunlicherweise bereits in der Schule gelegt. Später im Beruf geht es dann weiter – zahlreiche Arbeitsplätze sind für den Nacken die reinsten Folterkammern. Aber auch unter den Sportarten muß man viele zu den „waghalsigen" zählen, bei denen es nicht selten um Kopf und Kragen geht. Und natürlich spielt auch das Alter eine Rolle, denn auch der Nacken und der Rücken unterliegen einem gewissen Verschleiß.

Im folgenden Kapitel erfahren Sie etwas über die häufigsten Ursachen quälender Nackenschmerzen und über die weiteren Auswirkungen, die derartige Schmerzen auf unser gesamtes Allgemeinbefinden haben können.

Wie definiert man Schmerz allgemein?

Gehirn und Rückenmark bilden zusammen das zentrale Nervensystem.

Schmerz ist eine unangenehme Sinneswahrnehmung, die immer dann auftritt, wenn eine direkte Schädigung des Körpergewebes droht. Kommt es an irgendeiner Stelle unseres Körpers zu einer Schädigung des Gewebes – etwa durch eine Verletzung oder Entzündung –, melden unzählige feinste Sensoren über die Nerven den Schaden an das Gehirn. Dort wiederum wird der Schmerz vom zentralen Nervensystem analysiert, und zwar nach dem Entstehungsort sowie der Dauer und der Intensität. Dadurch ausgelöst wird eine Emotion, die sehr subjektiv, aber immer negativ ist und sich z. B. in der Feststellung äußert: „Ich habe Nackenschmerzen und kann meinen Hals nicht mehr drehen." Das Erlebnis des Schmerzes wird dann vom Gehirn auch noch nach seiner Bedeutung beurteilt. So kann z. B. der Einstich einer Spritze zum Zwecke der Blutentnahme beim Arzt als ungefährlich angesehen werden, während der Körper uns mit stärksten Schmerzen wie bei einer akuten Blinddarmentzündung höchste Lebensgefahr signalisiert.

Einteilung der Schmerzarten

Wie bereits erwähnt, wird Schmerz auch nach dem Ort seiner Entstehung eingeteilt. Zu den Gewebsschmerzen gehören der Oberflächen- und der Tiefenschmerz. Der Oberflächenschmerz geht von der oberen oder inneren Oberfläche des Körpers aus – also der Haut oder den Schleimhäuten (z. B. Halsschmerzen) – während der Tiefenschmerz seinen Ursprung in den Knochen, Muskeln, Sehnen, Gelenken und auch dem Bindegewebe hat. Dazu gehören neben den Nackenschmerzen auch Schmerzen durch verschlissene oder entzündete Gelenke, wie sie bei Arthrose auftreten. Der Eingeweideschmerz schließlich signalisiert eine Schädigung der inneren Organe des Brust-, Bauch- und Beckenraumes.

Schmerz ist immer ein Warnsignal des Körpers, mit dem er uns anzeigt, daß etwas nicht stimmt.

Eine weitere Klassifizierung teilt Schmerzen in „akut" oder „chronisch" ein. Akute Schmerzen melden sich ganz plötzlich und zwingen den Betroffenen zu Ruhe und relativer Unbeweglichkeit. Der Sinn einer solchen Reaktion besteht darin, eine Verschlechterung des Zustandes zu verhindern und den Heilungsprozeß zu fördern. Anders beim chronischen Schmerz. Klagt ein Patient über einen Zeitraum von mehreren Wochen oder gar Monaten über permanente Schmerzen, so hat der Schmerz einen chronischen Verlauf genommen. Das Gehirn entwickelt ein Schmerzgedächtnis, in dem diese negative Erfahrung gespeichert wird. Sie kann dann – losgelöst vom eigentlichen Schmerzgeschehen – immer wieder auftreten, auch ohne erkennbare Ursache. Vor allem chronische Nacken- oder Rückenschmerzen sind sehr verbreitet. Dies zeigt, wie wichtig es ist, mit Bewegung und gezielten Entspannungsübungen etwas zur Vorbeugung und Behebung solcher Schmerzen, die das gesamte Wohlbefinden beeinträchtigen können, zu unternehmen.

Die Schmerzen des Bewegungsapparates wie z. B. Nacken- oder Rückenschmerzen sind dem Tiefenschmerz zuzuordnen. Hier ist es sehr wichtig, durch gezielte Maßnahmen zu verhindern, daß sie chronisch werden.

Eine Welt voller Spannung – Die Muskelspannung

Wie beneidenswert ist doch eine Hauskatze, wenn sie in totaler Entspannung „alle viere von sich strecken" kann. Wenn sie dann aufwacht, buckelt und ein Bein nach dem anderen unter Spannung streckt, versorgt sie ihre Muskulatur wieder mit der für den Alltag notwendigen Spannkraft, dem sogenannten Arbeitstonus.

Katzen machen es richtig: Nach dem Aufwachen recken und strecken sie sich erst genüßlich. Dieses Verhalten versorgt die Muskulatur mit Spannkraft.

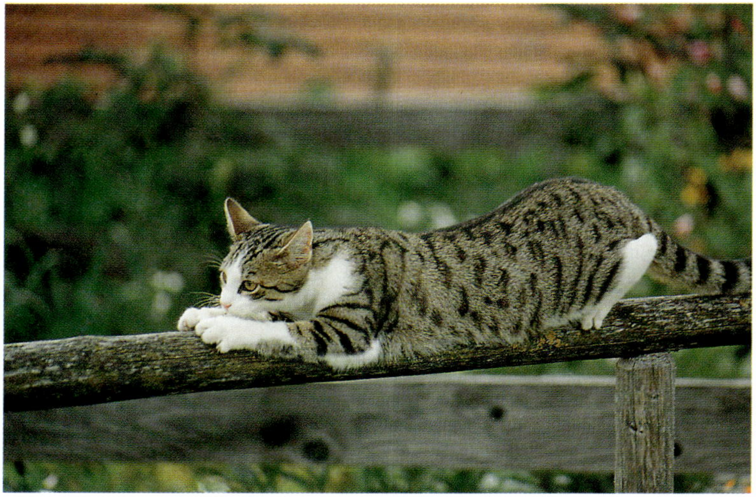

Dabei geschieht neurophysiologisch folgendes: ein unspezifisches Weckzentrum im Gehirn läßt die Katze aufwachen – das gleiche geschieht auch beim Menschen. Beim Aufwachen werden von diesem Zentrum, der sogenannten Formatio reticularis, Impulse zum Gehirn selbst – der Computer wird quasi „aufgeladen" – und zu den Muskeln ausgesandt. Allerdings werden diese elektrischen Impulse nicht sofort zur Muskulatur, sondern erst zu einer segmentalen Schaltstation im Bereich des Rückenmarks gesendet. Sind die Impulse auf dieser segmentalen Ebene angekommen, greifen sie je nach Intensität in einen segmental gesteuerten Regelkreis ein.

Gemeinsamkeiten einer Heizung und der Muskelspannung

Vergleichbar ist dieser Regelkreis mit dem einer Heizung: Vorgegeben ist die Führungsgröße oder der Sollwert, in diesem Fall soll die Raumtemperatur z. B. 21 °C betragen. Die gemessene Temperatur im Raum wird als Regelgröße bezeichnet. Diese Regelgröße kann sich aber permanent verändern, denn im Raum geht Wärme verloren, und auch ein offenes Fenster stellt eine Störgröße dar. Wird die Regelgröße im Raum nun durch bestimmte Einflüsse – Störgrößen – verändert, wird die Temperaturänderung an den Heizungsregler gemeldet, der den tatsächlichen Istwert mit dem Sollwert vergleicht. Ist es zu kalt, wird die Heizung angeworfen und der Raum wieder auf die gewünschte Temperatur aufgeheizt.

Auch in den Muskeln herrscht eine Regelgröße, die dem Normalzustand entspricht. Ähnlich eines Meßfühlers in einer Heizung werden Störgrößen gemessen und weitergemeldet, worauf der Muskel z. B. mit erhöhter Muskelspannung reagiert.

Beim Muskel ist es ähnlich: Ein gewisser Spannungszustand ist durch die Führungsgröße und den Sollwert vorgegeben, der Regler hat den Ist- mit dem Sollwert zu vergleichen, dazu bekommt er die Spannungsänderung von der Regelgröße – im Falle des Muskels der Muskellänge – mitgeteilt. Wird diese Muskellänge verändert, z. B. durch Störgrößen, so wird der Regler dies vermelden, aufnehmen und als Reaktion darauf mit Muskelanspannung antworten. Der Muskulatur ist zur Verfeinerung der Tonusregulierung ein neurophysiologisches System beigegeben, durch welche diese Regulierungsmechanismen noch schneller und feinabgestimmter ablaufen können als im „Normalzustand“. Dies wird durch die sogenannten Muskelspindeln und das Gammasystem geregelt, das vom Gehirn her nach Bedarf eingestellt werden kann.

Innervation der Muskulatur bedeutet Versorgung und Steuerung der Muskeln durch Nerven.

Wenn unsere Muskulatur „Vollgas“ gibt

Befindet sich unsere Muskulatur im „Normalzustand“, ist dies ausreichend, um uns gegen die Schwerkraft stabil aufzurichten. Bildlich gesprochen könnte man sagen, diese Innervation der Muskula-

Fliehen wir vor einem angreifenden Hund, ist unsere Muskulatur auf Vollgas programmiert. Im Volksmund nimmt man in einer solchen Situation „die Beine unter den Arm".

tur fährt gewissermaßen im „Standgas". Beim Start eines Hundertmeterläufers ist die Innervation seiner Muskulatur mit der Motorenkraft eines sich am Start befindlichen Flugzeugs vergleichbar, das mit angezogenen Bremsen Vollgas gibt. Nachdem das „muskuläre Standgas" wohl die ökonomischere Situation darstellt, fahren wir neurophysiologisch „Vollgas" mit unseren Muskeln, wenn wir z. B. vor einem zähnefletschenden Hund akut das Weite suchen müssen.

Ver-Spannung entsteht dann, wenn wir den Fuß nicht mehr von unserem neurophysiologischen „Gashebel" nehmen können – also nicht mehr loslassen können. Die Daueranspannung der Muskulatur führt zu Minderdurchblutung und Ansäuerung und in der Folge zu Schmerzen. Verspannte Muskeln behindern die normale Funktion aller Gelenke, die sie überspannen. So wird durch eine Überspannung der Nackenmuskulatur die Beweglichkeit der einzelnen Bewegungssegmente der Halswirbelsäule stark eingeschränkt.

Diese Funktionsstörung des Segmentes seinerseits bewirkt eine Störung in der elektrischen Verschaltung des jeweiligen Segmentes, was mit einer verstärkten Muskelanspannung einhergeht. Nur bei normaler Haltung der Halswirbelsäule mit ausreichender Be-

Sind die Muskeln verspannt, blockieren sie die betroffenen Gelenke. Wir können z. B. den Hals nicht mehr drehen. Dies hat aber wiederum eine verstärkte Muskelanspannung zur Folge, die neue Schmerzen verursacht – ein Teufelskreis entsteht.

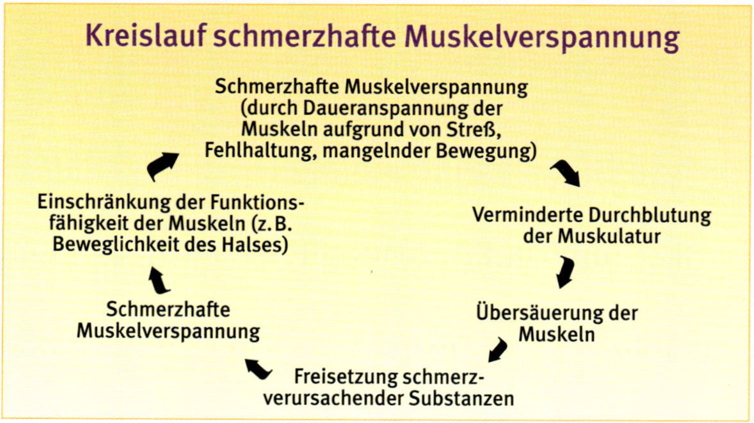
Kreislauf schmerzhafte Muskelverspannung
Schmerzhafte Muskelverspannung (durch Daueranspannung der Muskeln aufgrund von Streß, Fehlhaltung, mangelnder Bewegung)
Verminderte Durchblutung der Muskulatur
Übersäuerung der Muskeln
Freisetzung schmerzverursachender Substanzen
Schmerzhafte Muskelverspannung
Einschränkung der Funktionsfähigkeit der Muskeln (z. B. Beweglichkeit des Halses)

wegungsmöglichkeit in den einzelnen Segmenten wird deshalb das neurophysiologische Wechselspiel zwischen Beweglichkeit der Segmente und Normalspannung der Nackenmuskeln garantiert.

Zusammenhang zwischen Streß und Muskeltonus

Als Muskeltonus bezeichnet man den Spannungszustand der Muskeln.

Bevor wir uns mit den muskulären Reaktionen des Streß befassen, zuvor noch einige klärende Worte zu dem Begriff Streß. Es gibt nämlich zwei unterschiedliche Arten von Streß – den sogenannten Eustreß und den Disstreß.

Ein Jäger, der einen Wildschweinkeiler jagt, steht in dieser Situation unter Streß – unter Eustreß. Der Jäger empfindet in diesem Moment das Jagen als aufregend, anregend – jedenfalls ist es nicht unangenehm für ihn und für die Situation unbedingt erforderlich. Eustreß („eu" aus dem Griechischen bedeutet „gut, schön") ist also durchaus etwas Positives.

Reaktionen des Körpers auf Streß

Die Streßreaktion erfaßt beim Menschen vier Bereiche:

1. **Die kognitive Ebene: Diese Ebene beschreibt alle geistig-gedanklichen Vorgänge, Denk- und Wahrnehmungsprozesse.**
2. **Die emotionale Ebene: Hierher gehören alle Gefühle oder Befindlichkeiten.**
3. **Die vegetativ-hormonelle Ebene: Diese betrifft alle Reaktionen des vegetativen, unwillkürlichen Nervensystems und der daran angeschlossenen Organe.**
4. **Die muskuläre Ebene: Hierzu werden alle Spannungszustände der Muskulatur gerechnet, die durch Streß ausgelöst werden.**

Man unterscheidet zwei Arten von Streß – den Eustreß (positiv) und den Disstreß (negativ).

Haben wir Eustreß, fühlen wir uns wohl, sind besonders aufmerksam und empfinden die belastenden Reize als angenehm. Eustreß ist also eine Art Energiefaktor, der uns vorwärtstreibt. Disstreß hingegen tritt ein, wenn der Schuß des Jägers danebengeht, der Keiler sich blitzschnell wendet und der Jäger plötzlich selbst zum Gejagten wird. Dann dürfte die Reaktion des Jägers folgende äußere Merkmale aufweisen: verzerrtes Gesicht, nervöse Gestik, Zucken, Zähneknirschen, Zittern. Begleitet werden diese Verspannungen durch vegetativ-hormonelle Reaktionen wie trockener Mund, Kloß im Hals, Herzklopfen, flaues Gefühl im Magen, Schwitzen, weiche Knie und andere Zeichen mehr.

Streß allgemein, speziell aber der Disstreß, hat einen sehr stark weckenden Reiz auf das oben erwähnte unspezifische Weckzentrum, die Formatio reticularis. Von dort aus erfolgt ein wahres Bombardement an elektrischen Impulsen zur Muskulatur, um diese so sprungbereit wie möglich zu machen.

Während Eustreß als positiver Antrieb und Motivation fungiert, kann der negative Disstreß oft krank machen.

Disstreß („dis“ aus dem Griechischen bedeutet „schlecht, krankhaft“) ist also eher negativ einzuschätzen. Er ist mit Angst, Unsicherheit und auch unangenehmen körperlichen Symptomen verbunden. Übermäßiger Streß also, der als unangenehm und nicht als Herausforderung empfunden wird, hat seine ursprüngliche Funktion verloren und stellt eine übertriebene Reaktion des Körpers auf belastende Momente dar. Hält dieser Zustand über einen längeren Zeitraum an, kommt es in der Folge neben anderen Krankheitszeichen eben auch zu den bereits erwähnten schmerzhaften Muskelverspannungen.

Die Psyche als Schmerzverursacher

Die Formatio reticularis, das unspezifische Weckzentrum im Gehirn, wird – wie wir schon gesehen haben – von verschiedenen Zentren und Arealen des Gehirns wie auch von den Sinnesorganen in ihrer Tätigkeit graduell beeinflußt. Optische, akustische, Geruchs-

und auch Tastreize können die Formatio reticularis aktivieren und dadurch den Zustand der Muskelspannung beeinflussen. Über die Großhirnrinde können wir bewußt über dieses Hirnareal unsere Muskelspannung verändern. So wird z.B. ein Gewichtheber vor dem Anheben seiner Hanteln genau die Muskeln bewußt anspannen, die er braucht, um die Gewichte optimal nach oben stemmen zu können. Oder der Eiskunstläufer – er muß direkt vor einem Sprung wie auch während des Sprunges selbst bestimmte Muskeln anspannen, um überhaupt in die Luft zu kommen und sich dann auch noch mehrfach um die eigene Achse drehen zu können.

Jede Stimmungslage – ob Freude, Wut oder Trauer – bewirkt eine bestimmte Anspannung einzelner Muskeln im Gesicht. Die Mimik ist Ausdruck solcher Stimmungslagen und damit Spannungszustände.

Die Körper-Sprache des Schmerzes

Es gibt viele Begriffe und Redewendungen, die sich um psychischen Streß und den damit verbundenen Auswirkungen in Form von Schmerzen u. a. auf den Hals- und Nackenbereich ranken. Beobachten Sie sich einmal selbst: Sind wir in einer seelisch schlechten Verfassung, lassen wir den Kopf hängen, ziehen den Nacken ganz weit in die Schultern ein und wären am liebsten unsichtbar. Wir können nichts auf die leichte Schulter nehmen, sondern haben schwer an unserem Problem zu tragen. Ganz anders, wenn es uns gut geht, da heißt es: Kopf hoch! Wir werfen den Kopf in den Nacken, herausfordernd, strecken den Hals und halten die Schultern gerade. Die Haltung spiegelt also immer auch unsere jeweilige psychische Verfassung wider.

Die Nackenschläge des Lebens, bei denen man unwillkürlich auch den Nacken einzieht, die Schultern hochzieht, sind deutliche Äußerungen der Körpersprache auf emotionale Umwelteinflüsse.

Auch unsere vegetative Situation – innerlich angespannt oder entspannt zu sein – wirkt sich über den Hypothalamus auf die Formatio reticularis aus. Die von der Peripherie – also von den Armen, Beinen und dem Rumpf – zum Gehirn gemeldeten Signale über die dort vorherrschenden Muskelspannungszustände werden ebenfalls in der Formatio reticularis bearbeitet. Vom Limbischen System des Gehirns ausgehend werden Affekte und Stimmungen über die Formatio reticularis in Muskelspannung umgewandelt. Das Ergebnis dieser Transaktion ist leicht an jedem Gesicht abzulesen, denn die Mimik des Gesichtes ist nichts anderes als die in muskuläre Tätigkeit umgesetzte Stimmungslage. Die Schulter-Nacken-Muskulatur ist ein von der sogenannten Psyche bevorzugt ausgewählter „Tummelplatz".

Der lebenslange Wunsch nach Anerkennung

Vielen Menschen kann man die Anspannung regelrecht an ihrer Haltung ansehen.

Es gibt Menschen, die kann man als regelrechte Spannungspersönlichkeiten bezeichnen, was zu einem Teil wohl angeboren, zum anderen Teil aber auch anerzogen sein kann. Hintergrund hierfür ist oft ein seit der Kindheit bestehender – und eigentlich auch ganz natürlicher – Wunsch nach Anerkennung. Wird dieser Wunsch nicht erfüllt, kommt es nicht selten zu einem lebenslangen, manchmal unbewußten Bemühen, diese Anerkennung doch noch irgendwie zu erreichen. Bei solchen Menschen kann man beobachten, daß ihr gesamter Spannungsaufwand stark überzogen ist. Jemand, der sich ständig behaupten muß oder immerzu eine Angst „im Nacken" spürt, nimmt dies nicht auf die leichte Schulter, sondern hat mit diesen damit verbundenen Beschwerden eine erhebliche Last auf seinen Schultern zu tragen. Will er den Kopf deshalb dennoch nicht hängen lassen, muß er wohl rechtzeitig den Kopf in den Nacken werfen. Den Kopf vor einem strengen Chef zu verneigen ähnelt einer Demutsgeste eines unterlegenen Hundes, der dem überlegenen den Hals zeigt und damit dessen Beißverhalten hemmt. Wenn das Angstpotential überhand nimmt, führt Disstreß zum Totstellreflex und zur Angstlähmung. Beim Behaupten wird emotional der Nackenmuskeltonus erheblich erhöht, Hartnäckigkeit und Halsstarrigkeit sind graduelle Umschreibungen des durch die Psyche ausgelösten Muskelhartspanns.

Verborgene Schmerzursachen herausfinden

Ein Beispiel aus der Praxis: Eine Innenarchitektin litt etwa über ein halbes Jahr an stärksten Nacken-Kopfschmerzen. Nachdem alle Therapieverfahren versagten, brachte erst eine psychosoziale Befragung Klarheit: Hinter ihrem Arbeitsplatz befand sich der Arbeitsplatz eines Kollegen, der neu im Team war und den sie nicht ausstehen konnte. Nachdem die Ursache der Schmerzentstehung gefunden war, standen zwei Möglichkeiten zur Problemlösung an: Sie konnte eine Veränderung an ihrem Arbeitsplatz herbeiführen, indem sie sich eine neue Arbeitsstelle suchte. Sie hatte aber andererseits auch die Möglichkeit, die offene Aussprache mit dem Kollegen zu suchen, um die Ursachen dieser offensichtlichen Abneigung zu klären. Die Patientin entschied sich für letztere Möglichkeit, die dann auch von Erfolg gekrönt war – nach der klärenden Aussprache mit ihrem Kollegen waren bei der Innenarchitektin die Spannungskopfschmerzen auf einmal wie weggeblasen.

Wie dieses Beispiel zeigt, war es wichtig, daß der Arzt die Anamnese seiner Patientin, d. h. die medizinische und persönliche Vorgeschichte, berücksichtigte. Denn eine erfolgreiche Therapie ist nur nach einer möglichst genauen Ursachenforschung möglich.

Schmerzursache Psyche

Insgesamt muß man bei Wirbelsäulen- und Muskelbeschwerden davon ausgehen, daß ein bis zwei Drittel der Beschwerden psychosomatisch verursacht sind. Was die Nackenbeschwerden anbelangt, so gehe ich nach meiner persönlichen Erfahrung davon aus, daß gut zwei Drittel der Nackenprobleme psychosozial bzw. psychosomatisch verursacht werden. Dazu zählen natürlich auch die Verspannungen, die durch Konzentrationssteigerung, Arbeitsdruck, Zeitmangel oder Störungen in der Lebensführung verursacht werden. Das restliche Drittel resultiert aus konstanter Fehlhaltung sowie ungünstigen äußeren Einflüssen wie Zugluft, Kälte und Verschleiß der Muskeln und Wirbelsäulenteile.

Bezeichnend: Zwei Drittel der Nackenschmerzen sind psychischer Natur.

Der Schmerz und seine Farben

Eine Depression führt häufiger zu Schmerz, umgekehrt muß Schmerz aber nicht notwendigerweise zu einer Depression führen. Etwa 20 Prozent der Bevölkerung leiden unter Depressionen. Von diesen 20 Prozent haben 80 Prozent körperliche Beschwerden, wobei die meisten Beschwerden im Nacken-Schulter-Arm-Bereich auftreten.

Inzwischen weiß man, welch großen Einfluß die Psyche auf unsere Gesundheit hat. Um streßbedingten Verspannungen vorzubeugen, muß man daher auch lernen, abzuschalten. Tun Sie am Sonntag einfach wieder mal, was Ihnen Spaß macht – lesen, faulenzen, spazierengehen. Lassen Sie einfach den Alltag hinter sich.

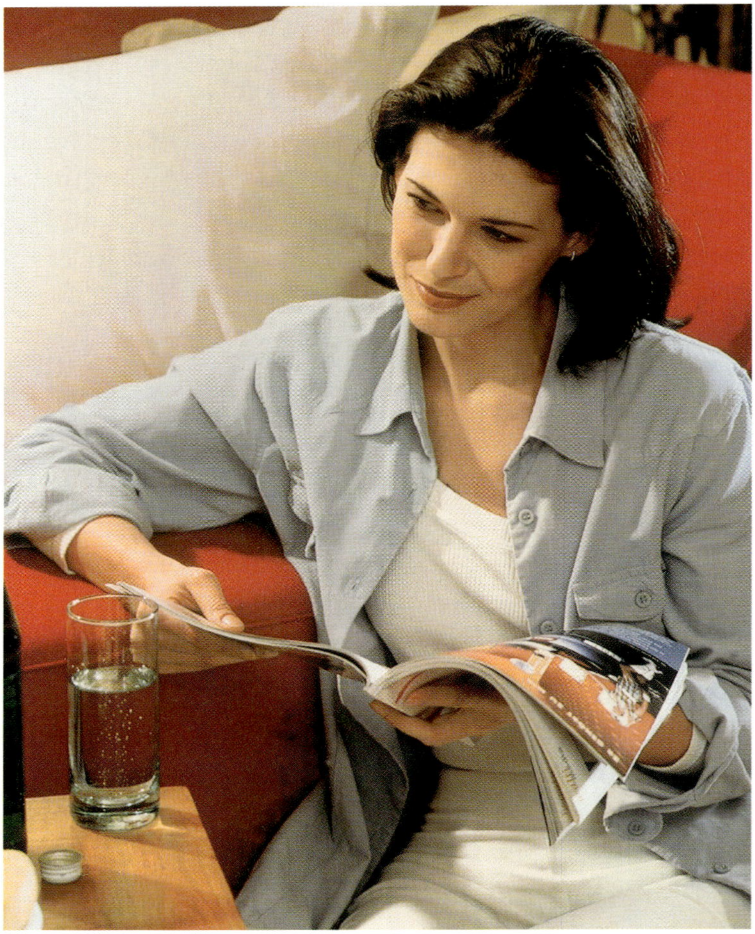

Wenn man depressiv ist und den Kopf hängen läßt, so ist dies ein Ausdruck der Hilflosigkeit. Das Schmerzerleben ist multifaktoriell, über das Ausmaß des Schmerzes entscheidet allein das Gehirn. Körperliche, soziale und psychologische Faktoren sind an der Schmerzentstehung und an der weiteren Aufrechterhaltung des Schmerzes beteiligt.

Im Durchschnitt leidet jeder Fünfte mindestens einmal in seinem Leben an einer Depression.

Man kann dem Schmerz nicht nur Eigenschaften, z. B. „negativ" oder „schlimm", zuordnen, sondern auch Farben. Ganz individuell empfinden ihn einige Menschen als bedrückend grauschwarz, andere wiederum als grell und gleißend. Hier setzt die Schmerzmeditation an: durch sie läßt man dem Schmerz-Empfinden eine angenehme Farbe zukommen und verändert dadurch bewußt seine Wirksamkeit.

Schmerz als negative Sinnesempfindung ist auch erlernbar: Ein Kind, das erstmals mit seinem Finger auf die heiße Herdplatte gelangt hat, schaut zuerst nach der Reaktion der Mutter, um bei sich selbst dann entsprechend die Schmerzqualität in der Erinnerung einzuordnen.

Der Muskelschmerz

Bei ständiger Belastung der Muskulatur – also beim ständigen Anspannenmüssen und nicht Loslassenkönnen – kommt es zu einer Minderdurchblutung der Muskeln, da die Blutgefäße durch die ständig angespannten Muskelfasern zusammengepreßt werden. Sauerstoffnot im Muskel führt zur Ausschüttung schmerzverursachender Substanzen, zur Erregung auf diese chemischen Substanzen geeichter Nervenendigungen (Nozizeptoren) und damit letztendlich zur Schmerzerregung. Das Fatale daran: Schmerzreize ihrerseits sind gleichzeitig auch Auslöser von Muskelverspannungen. Die Schmerzschwelle der sogenannten Nozizeptoren wird gesenkt, sie selbst werden schneller erregt. Die Folge ist ein verstärkter Muskelschmerz in den betroffenen Regionen.

Anspannung und Entspannung des Muskels stehen auch für Versorgung und Entsorgung der Blutgefäße in der Muskulatur mit Sauerstoff.

Klare Konsequenz bei Muskelschmerz: Sorgen Sie für aureichend Bewegung!

Das Mittel der Wahl gegen Muskelschmerzen heißt also Bewegung, weil gerade diese Bewegung die Muskeln durch den Wechsel von An- und Entspannung besser durchbluten läßt, weil chemische Stoffe abgebaut werden, die Schmerzen auslösen können und weil durch die Bewegung selbst bereits Schmerzreize unterdrückt werden können. Bei konstanter Haltearbeit Ihrer Nacken- und Halsmuskeln, erst recht bei Fehlhaltung und Fehlhaltungskonstanz sind Bewegungsübungen zwischendurch also dringend erforderlich.

Das Knirschen in der Halswirbelsäule

Muskelschmerz ist immer ein Hilferuf der Muskeln nach mehr Bewegung und Sauerstoff.

Angenommen, es ist Ihnen unglücklicherweise ein Stein auf den Fuß gefallen. Was machen Sie? Sie hinken! Das heißt, Sie schonen das verletzte Bein bzw. die verletzte Zehe und belasten dadurch das nicht verletzte Bein und den nicht verletzten Fuß vermehrt. Es handelt sich hier zwar um eine gerechtfertigte, aber ungerechte Verteilung der Lasten und Belastung. Gleiches passiert mit Ihrer Halswirbelsäule, wenn Sie sie längere Zeit in einer Fehlhaltung – z.B. durchhängend wie bei einem Dromedar – spazierentragen.

Einzelne Muskelgruppen werden geschont, weil sie schmerzen. Die anderen Muskelgruppen übernehmen aber nur eine Zeitlang freiwillig die Last der geschonten Muskeln. In so einem Fall ist die muskuläre Dysbalance vorprogrammiert. Die „Natur" hat zwar an vieles gedacht und schon zwei verschiedene Muskelarten geschaffen, die entsprechend ihrer Anforderung Leistung erbringen. So gibt es Muskeln, die vorwiegend zum Halten geeignet sind, die sogenannten Antischwerkraft- oder tonischen Muskeln, und solche Muskeln, die mehr der Beweglichkeit dienen und als phasische Muskeln bezeichnet werden.

Fehlhaltung führt zu Haltungsstreß, der wiederum eine muskuläre Dysbalance verursacht.

Wenn Sie Ihren Hals und Ihren Nacken zu wenig bewegen, verkümmern die Muskeln, die für die Bewegung geschaffen sind. Die logische Folge ist: Die restlichen Muskeln, und dies sind zumeist die tonischen Muskeln, müssen die komplette Haltearbeit mitübernehmen. Da anspannen aber gleichbedeutend mit verkürzen ist, bedeutet das, daß durch die ständige erforderliche Anspannung diese Muskeln verkürzt werden.

Während die Antischwerkraftmuskeln hauptsächlich zum Halten dienen, regeln die phasischen Muskeln unsere Beweglichkeit. Deshalb spricht man auch vom Stütz- und Bewegungsapparat.

Weil die Arbeit ungleich verteilt ist, leiden auch die anderen Partner, die am Bewegungs- und Haltesystem mitbeteiligt sind – nämlich die Sehnen, die Bänder, die Bandscheiben und die Gelenke – unter diesem Zustand. Der Nacken knirscht, weil die nötige „Gelenkschmiere" infolge mangelnder Bewegung in den Wirbelgelenken fehlt und weil die Gelenkfunktion infolge der Fehlstellung nicht mehr wie geplant funktioniert. Im übertragenen Sinne bedeutet das, eine Türe würde sich nicht mehr schließen lassen, zudem würde die Türangel quietschen.

Einzelne Muskeln sind verkümmert, andere verspannt, auch malträtierte Muskeln können wehklagen. Beim sogenannten „Schulterblattkrachen", das selbst im medizinischen Sprachgebrauch als solches beschrieben wird, kann man bis auf einige Meter Abstand deren Leiden hören. Hierbei kommt es infolge von Dauerverspannungen zu bleibenden, kugellagerähnlichen Muskelverklumpungen.

Das Schulterblattkrachen ist ein medizinischer Ausdruck und noch in einiger Entfernung hörbar.

Der Rummelplatz – ein Tummelplatz für Nackenverletzungen

Wenn ein Formel-1-Fahrer mit seinem Rennwagen auf dem Autodrom unterwegs ist, denken die Zuschauer nur im übertragenen Sinn, daß es bei diesem sportlichen Spiel um Kopf und Kragen geht. Der Körper des Rennfahrers ist mit dem Doppelgurt in der Paßform des Rennwagensitzes festgeschnallt, über seinen Kopf ist der Helm gestülpt. Daß sich der Kopf bei einer Geschwindigkeit von 200 km/h Kurvengeschwindigkeit nicht selbständig macht, ist einzig der Elastizität des meist mit zwei Händen umfaßbaren Halses zu verdanken, was aber nicht bedeutet, daß der Hals dabei nicht trotzdem zu Schaden kommen könnte. Jedenfalls sind Rennfahrer sich des möglichen Schadens bewußt und trainieren daher regelmäßig und gezielt die Muskeln ihrer Halswirbelsäule – was man von den „Freizeit-Rennfahrern“ leider nicht behaupten kann.

Keine Gaudi für den Nacken

Viele beliebte Freizeitaktivitäten sind oft mit schlimmen Folgen für den Nacken verbunden.

Auch die beliebten Rummelplätze mit ihren immer höher, weiter – und vor allem immer schneller – werdenden Fahrgeschäften sind ein Paradebeispiel für gefährliche Nackenakrobatik. Ich habe leider noch nirgendwo gelesen, welche Fliehkräfte sich hier auf die Halswirbelsäulen der begeisterten Besucher auswirken. Beispiel Autoscooter: Der Kopf und Hals des nach vorne orientierten Scooterfahrers fliegt beim Aufprall des auffahrenden Boxautos zuerst rückwärts, dann nach vorwärts. Hierbei kommt es zu einer extremen Bewegung der Halswirbelsäule mit nicht immer feststellbaren Verletzungen, deren klinische Symptome häufig erst nach einigen Stunden auftreten und oft gar nicht mehr mit dem Geschehenen in Verbindung gebracht werden. Ganz unbedarft nimmt man hier ein geringes Schleudertrauma der Halswirbelsäule in Kauf, bei dem man, würde es im Straßenverkehr passieren, jahrelangen Grund für einen Rechtsstreit über die möglichen Folgen hätte.

Sportverletzungen der Halswirbelsäule

Viele Sportarten sind tickende Zeitbomben für die Halswirbelsäule.

Beim Boxen leidet nicht nur das Gehirn, sondern auch der Nacken heftig mit. Trotz instinktiver Gegenspannung der Hals- und Nackenmuskulatur reißt ein gezielter Schlag den Schädel ruckartig fast „aus den Angeln“. Beobachtet man z. B. einen Ringer, so rotiert er, um einer Schulterung auszuweichen, in der sogenannten

Brücke auf/über seiner Halswirbelsäule. Man vergesse nicht die vielen „gemeinen“ Griffe beim Ringen, die am Hals ansetzen, mit dem Ziel, über den Hals den Körper des Gegners auszuheben und zu wenden. Bei dem Überwurf ist oft der eigene Kopf eher am Boden als der Gegner, was nicht gerade zum Vorteil der Halswirbelsäule gereicht. Und auch bei den sogenannten Kollisionssportarten, zu denen z. B. Rugby, Fußball oder auch Judo zählen, wird der Hals nicht geschont. Oder aber ein Turmspringer, der jährlich bis zu 35 000 Sprünge vom Turm – das sind während seiner gesamten Sportler-Laufbahn insgesamt etwa 175 000 Sprünge – durchführt, staucht sich jedesmal die Halswirbelsäule nicht unerheblich.

In Kapitel 3, Seite 82 finden Sie eine Liste mit Sportarten, die bei korrekter Ausübung halsfreundlich sind und die zudem eine kräftigende Funktion für die Nackenmuskulatur besitzen.

Nicht weniger gefährdet werden Hälse des weiteren beim Trampolinspringen, beim Reiten und auch bei Ballspielen wie Handball. Beim Kopfball trifft der Ball mit einer Geschwindigkeit um die 100 km/h gegen den Kopf; heftiges Längsstauchen, Abknicken (häufig mit ruckartiger Verdrehung) der Halswirbelsäule sind die Folgen solcher Artistik mit einer prall luftgefüllten, etwa 400 Gramm schweren Lederkugel. Und nicht zuletzt beim Eiskunstlauf, beim Bodenturnen, beim Geräteturnen und beim Drachenfliegen gerät so mancher Hals in Gefahr. Rasante Skiabfahrten sind nicht ohne Grund im wahrsten Sinne des Wortes „halsbrecherisch“.

Schachspielen ist zwar für den Hals nicht gefährlich, kann aber zu massiven Verspannungen des Nackens führen.

Der Nacken am Arbeitsplatz

Die Arbeitswelt bietet mehr nackenfeindliche Bedingungen, als man auf den ersten Blick vielleicht annehmen könnte. Dabei fängt das Problem „Nackenschmerzen“ schon viel früher an, nämlich bereits in der Schulzeit. Schon hier werden die Weichen gestellt, ob das spätere Leben mit oder ohne größere Nackenschmerzen verbunden sein wird. Kaum erwachsen, muß man in der Berufswelt ständig auf der Hut vor Nackenfallen aller Art sein. Und nach einigen Jahren Berufstätigkeit in falscher Sitzhaltung auf schlechten Sitzmöbeln stellen sich dann auch mit ziemlicher Sicherheit bei

Gerade die Tätigkeiten, die im Sitzen ausgeführt werden, rufen oft unliebsame Nackenschmerzen hervor, bedingt durch eine starre, einseitige und falsche Haltung sowie fehlenden Bewegungsausgleich.

den meisten Menschen die gefürchteten Schmerzen im Nackenbereich ein. Welche typischen Berufsbilder besonders mit Nackenproblemen zu kämpfen haben, lesen Sie auf den nächsten Seiten.

Der „Arbeitsplatz" Schulbank

Schon ein Schulkind hat einen Arbeitstag von acht Stunden, der, zumindest was die Dauer betrifft, mit dem eines Büroangestellten vergleichbar ist, zählt man den „Sitzmarathon" in der Schule und bei den Hausaufgaben zusammen.

Der sogenannte Schulkopfschmerz hat aus diesem Grund als fester Begriff längst Eingang in die medizinische Literatur gefunden. Seine Hauptursache ist die ungünstige Schreib- und Lesehaltung, die besonders bei flachen Tischplatten noch begünstigt wird. Von medizinischer Seite weiß man sehr wohl, daß eine geneigte Platte mit einem Winkel bis 15 Grad eine rückgratschonende Haltung des Oberkörpers ermöglicht. Bei der aufrechten Haltung sitzt der Kopf über dem Hals und belastet die Wirbelsäule in axialer

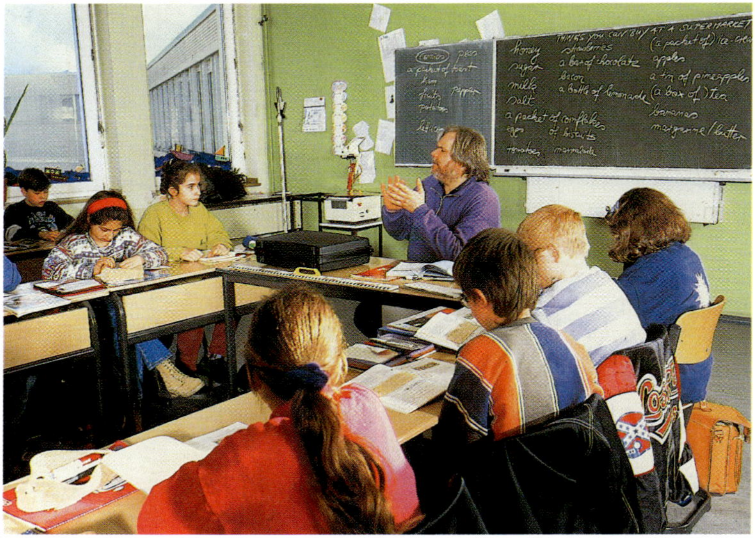

Kein seltener Anblick in deutschen Schulklassen: Die U-förmige Anordnung der Schulbänke ist zwar bei Schülern und auch Lehrern beliebt, fördert aber keineswegs die kindgerechte Sitzposition, die für ein gesundes Wachstum der Rückenmuskulatur erforderlich wäre.

Richtung korrekt. Bei den in Schulen üblichen, flachen Tischplatten beobachtet man hingegen sehr häufig, daß die Schüler in einen Rundrücken geraten, wodurch sehr bald der Eindruck entsteht, daß sie „mit der Nase schreiben".

Obwohl es inzwischen ein breites Angebot an Schreib- und Sitzmöbeln für Kinder gibt, die sich individuell einstellen lassen und sogar „mitwachsen", wird die Anschaffung von den Eltern oft noch gescheut.

Das Problem bleibt bestehen: Die Schüler sitzen eben zumeist nach wie vor auf nicht angepaßten Stühlen, an nicht auf die individuelle Körpergröße abgestimmten Tischen. Die Folge ist, daß sich nicht die Sitzmöbel den Kindern, sondern die Kinder den Sitzmöbeln anpassen, obwohl es auf dem Markt längst Schulmöbel gibt, die sich für eine korrekte Sitzhaltung individuell einstellen lassen.

Psychologen haben sicherlich im Ministerium die bessere Lobby als die Orthopäden, deshalb sitzen nach wie vor sehr viele Kinder auf nicht angepaßten Schulmöbeln, die in U-Form aufgestellt sind. Diese Sitzordnung soll der Kommunikation dienen, wobei anscheinend völlig vergessen wird, daß der Schüler, der mit dem Rücken zum Fenster sitzt, Schatten auf sein Schulheft wirft, derjenige Schüler aber, der mit dem Gesicht zum Fenster sitzt, vom Licht geblendet wird, und daß jeder – außer dem, der frontal zum Lehrer hin sitzt – aufgrund der Kopfdrehung zum Lehrer hin verspannte Nackenmuskeln bekommt. Man kann nur hoffen, daß das Projekt „Bewegte Schule – Gesunde Schule", das der Bundesverband der deutschen Rückenschulen in Kooperation mit dem Bayerischen Kultusministerium propagiert, umgesetzt werden kann, sonst werden bereits Schulkinder durch den vorherrschenden Bewegungsmangel zu Frührentnern vorprogrammiert.

An einem „mitwachsenden" Arbeitsplatz kann Ihr Kind viele Jahre sitzen.

Der Büroarbeitsplatz

Beim Gang durch Ämter und Behörden ist man häufig geneigt anzunehmen, daß hier besonders intensiv gearbeitet wird, weil sich fast jeder in seine Akten „vertieft".

Das aufrechte Tragen des Kopfes, jedes Bewegen des Kopfes, besonders das Vorneigen, erfordert eine anstrengende koordinierte

Tätigkeit der zuständigen Muskelgruppen in Gemeinsamkeit mit den Bändern. Neigt man den Kopf stark nach vorne, steigen die notwendigen Muskelkräfte gegenüber der Ruhehaltung auf das Mehrfache. Bis zu dem Vorneigepunkt, bei dem die straffen Bänder an der Wirbelsäule die Haltefunktion übernehmen, hat die Nackenmuskulatur ganz ordentlich zu arbeiten; dies läßt sich leicht am Elektromyogramm der Muskeln ableiten. Danach – wenn die straffen Bänder halten müssen – wird die Nackenmuskulatur eher gedehnt, wenn nicht sogar überdehnt.

Mit dem Elektromyogramm (EMG) läßt sich die aktuelle Muskelspannung bildlich darstellen.

Wenn der Kopf „in den Seilen hängt"

Wenn das Muskelsystem also überlastet ist, dann hängen wir in unseren Bändern, und wenn diese dann schmerzen, tun sie es nachhaltig und anhaltend. Bei vorgeneigtem Kopf erhöht sich außerdem der Lastdruck auf die unteren Bandscheiben der Halswirbelsäule. Anstelle des durchschnittlichen Kopfgewichtes von etwa 6,7 kg, das bei Normalhaltung des Kopfes auf dem Übergang von Hals- zur Brustwirbelsäule ruht, ergibt sich durch den infolge der Vorneige notwendigen Gegenzug der Nackenmuskulatur ein Druck von 21 kg. Die konstante Fehlhaltung – und eine solche stellt die ständige Vorneige des Kopfes dar – verursacht verspannte und erschöpfte Nackenmuskeln, überlastete Bänder und Bandscheiben.

Hat man an seinem ergonomisch schon schlecht gestalteten Büroarbeitsplatz zudem noch das Pech, im Wirkungsbereich einer Klimaanlage zu sitzen, sind die wichtigsten Voraussetzungen für einen „steifen Hals" bereits gegeben.

Ein Forschungsauftrag zur Frage von „Arbeitsschäden am Haltungs- und Bewegungsapparat durch Büromaschinenarbeit" wurde an der Orthopädischen Universitätsklinik der Freien Universität Berlin vergeben. Die Untersuchungen wurden an 522 Schreibkräften der BfA (Bundesversicherungsanstalt für Angestellte), die sich freiwillig zur Verfügung stellten, vorgenommen. Das Ergebnis: 27,4 % hatten eine mehr oder weniger deutliche Bewegungseinschränkung der Halswirbelsäule in wenigstens einer Ebene. 40,8 % hatten Verspannungen der Nackenmuskulatur, 78,6 % Muskelverspannungen im Schulter-Nacken-Bereich und 11,9 % im Bereich der Ellenbogengelenke. Eine andere Untersuchungsgruppe untersuchte die Frage „Orthopädischer berufsabhängiger Krankheiten der Schreibkräfte". In diesem Fall hatten 52,7 % wegen degenerativer Veränderungen an der Wirbelsäule und regionärer Muskelhärten einen Arzt aufgesucht. Der Großteil dieser Beschwerden im Schulter-Nacken-Bereich ist vielfältig erklärbar. So veranlaßt z. B. ein zu hoher Tisch im Büro einen Menschen dazu, ständig die Schulter hochzuziehen, während man sich zu einem niedrigen Tisch vorneigen und hinunterbeugen muß.

Und auch die Haltung beim Schreiben auf der Schreibmaschine oder am Computer bei der Bedienung mit der Maus ist nicht gerade gesund für die Wirbelsäule. Hierbei wird der Arm jeweils in Vorhalte gehalten, was bedeutet, daß der Nacken die Last des Kopfes und die Last des Armes zu tragen hat. Je weiter der Kopf nach vorne geneigt bleibt, desto schneller ermüdet die Nackenmuskulatur. Je mehr sich der Arm vorstrecken muß oder gar Druck ausüben muß, wie bei der Bedienung der Maus, um so schneller ermüdet die Nackenmuskulatur, und hier besonders die Muskulatur des Schulterblatthebemuskels.

Auch das Umfeld am Arbeitsplatz muß stimmen – und damit sind nicht nur ergonomisch sinnvolle Sitz- und Arbeitsmöbel gemeint. Wo ein freundlicher Umgang und ein kollegiales Miteinander fehlen, kommt es schnell zu Spannungen, die sich auch auf unseren Körper übertragen.

Das Arbeitsklima muß stimmen

Zusätzlich und in einem nicht unerheblichen Maß spielt auch das Arbeitsmilieu – die Umwelt um den Büroarbeitsplatz – eine große Rolle. Am Arbeitsplatz fühlen sich von 100 Berufstätigen 24 stark belastet durch Zeitdruck, 20 durch starke Konzentration, 15 durch hohe Verantwortung, 17 durch Überstunden, 13 durch häufige Störungen, 11 durch widersprüchliche Anweisungen, 10 durch schwere körperliche Arbeit (z. B. Aktenschleppen), 6 durch hohe Verantwortung für Maschinen, 5 durch langweilige Arbeit, 11 durch Zwang zu schnellen Entscheidungen, 8 durch Leistungskontrolle und 6 durch Konkurrenzdruck.

Viele Menschen stehen am Arbeitsplatz den ganzen Tag „unter Hochspannung".

In dem Abschnitt „Streß und Muskeltonus" haben wir bereits die Zusammenhänge zwischen Umwelt und Muskelspannung begreifen gelernt. Wenn Sie nach einem langen Arbeitstag Ihre schmerzgeplagten Schultern und Nackenmuskeln abtasten, können Sie im wahrsten Sinne des Wortes Ihr eigenes Fehlverhalten „begreifen".

Der Computerarbeitsplatz

Viele Sekretärinnen klagen über häufige Nacken- und Kopfschmerzen. Dabei ist es unerheblich, ob sie vor einer Schreibmaschine oder einem Computer sitzen.

Frühere vergleichende Untersuchungen haben ergeben, daß 14 % der Sekretärinnen, die an der Schreibmaschine arbeiteten, Kopfschmerzen aufwiesen. Bei Computertätigkeit hatten 48 % Kopfschmerzen. Mit Verspannungen der Schulter- und Nackenmuskulatur reagierten 24 % der Sekretärinnen an der Schreibmaschine, aber 51,2 % der Sekretärinnen am Computer. Rückenprobleme gab es bei 57 % der Sekretärinnen ohne Computer, bei 45,5 % der Sekretärinnen mit Computer. Vermutlich waren die Schulter-Nacken-Probleme so drückend, daß die Kreuzschmerzen etwas vergessen wurden.

Am Computerarbeitsplatz ist der Nacken ziemlich in der Klemme. Der Bildschirm rückt in den Brennpunkt des Interesses. Geradezu fesselnd zieht er die Zu-Wendung, die Blicke und die Auf-

Gesundheit und Krankheit

Die Weltgesundheitsorganisation WHO definiert den Begriff „Gesundheit" als einen „Zustand des vollständigen körperlichen, geistigen und sozialen Wohlbefindens, frei von Krankheit und jeglichem Gebrechen". Das deutsche Sozialversicherungsrecht bezeichnet Krankheit etwas pragmatischer als einen „regelwidrigen körperlichen oder geistigen Zustand, der der Heilbehandlung bedarf und der durch eine ambulante oder stationäre ärztliche Behandlung grundsätzlich behebbar erscheint."

Nur wer sich körperlich und geistig rundherum wohl fühlt, ist gesund.

merksamkeit auf sich. Die Software fordert die Sinnesorgane, formt die Wirbelsäule, insbesondere den Hals, gestaltet die Arbeitsumgebung. Sind wir einmal in die vorgegebene Blickrichtung eingerastet, „erstarrt" der Hals. Klammheimlich erhöht in einem solchen Fall das Nervensystem das „Standgas" des Muskeltonus, isometrisch haltend arbeitende Muskeln drosseln die Durchblutung und hemmen die Entschlackung. Der Hals weicht infolge der daraus resultierenden Schmerzen in eine noch schlechtere Fehlhaltung aus.

Beim konsequenten Einsatz ergonomisch sinnvoller Möbel in Schule und Beruf könnten viele Nackenbeschwerden vermieden werden.

Richtlinien – zwischen Wunsch und Wirklichkeit

Dem gravierenden Ansteigen der Probleme in der Schulter-Nacken-Region durch die Computertätigkeit wird inzwischen europa- und weltweit von den jeweiligen Gesetzgebern Rechnung getragen. So befinden sich die europäischen Normen zur Bildschirmarbeit in einem ständigen Entwicklungsprozeß und werden immer weiter ausgedehnt. Inzwischen gibt es zahlreiche Richtlinien, die den Menschen vor den Monitoren optimale Arbeitsbedingungen ermöglichen sollen. Eigentlich müßte jetzt ein ganzes Kapitel folgen mit dem Titel „Der Arbeitsplatz zwischen Anspruch und Wirklichkeit", denn von der Erfüllung und Einhaltung dieser Gesetze sind wir trotz aller Bemühungen leider immer noch weit entfernt. Bei 30 000 Tastaturanschlägen, die eine Sekretärin im Durchschnitt täglich zu bewältigen hat, entsteht in aller Regel über die Jahre nach bisherigem Vorgehen unausweichlich ein Schulter-Arm-Syndrom, das sich offensichtlich zur beherrschenden Bürokrankheit weltweit entwickelt – man spricht von einem RSI-Syndrom .

Leider entsprechen bislang nur wenige Arbeitsplätze den gesetzlichen Richtlinien.

Eines darf jedoch als gesichert angesehen werden, nämlich daß ergonomische Möbel am Bildschirmarbeitsplatz und auch am normalen Büroarbeitsplatz derartige Beschwerden gar nicht erst aufkommen lassen oder zumindest erheblich verbessern könnten.

Solange sich Köpfe zu weit vorneigen oder vorrecken müssen, solange der frei vorgehaltene Schreib- oder „Maus“-Arm an den Nackenmuskeln hängt, z. B. an dem Schulterblatthebemuskel, solange wird es in den Armen kribbeln, stechen, brennen, am Ellenbogen, am Handgelenk und in den Fingern wehtun. Solange die Statik am Arbeitsplatz im Büro vorherrscht und sich die Bürodynamik nicht breitmacht, Bewegungsnotstand weiterhin vorherrscht, solange müssen wir mit einer wachsenden Gefahr am Arbeitsplatz für unseren Nacken rechnen.

Fließbandarbeit

Auf einer Schmerzskala von 0 (keine) über 1 (etwas), 2 (ziemlich), 3 (stark) bis 4 (sehr stark), klagt die Mehrzahl der Kassiererinnen über ziemliche bis starke Beschwerden im Rücken, im Kopf, im Nacken, in den Schultern, in den Armen sowie über eine ziemliche Beeinflussung ihres Allgemeinbefindens.

Sie sind wirklich nicht zu beneiden – die Menschen, deren Arbeitsplatz das Fließband ist. Bekanntestes Beispiel für einen solchen Arbeitsplatz sind die Kassen in Supermärkten. Mit dieser Tätigkeit ist nämlich eine stark einseitige Belastung der Muskulatur verbunden, die über kurz oder lang zwangsläufig zu Beschwerden führt. Ohne Variation der Tätigkeit mit einer anhaltenden Bewegungsmonotonie, bei der permanent der Kopf vorgeneigt und der Arm nach vorne gehalten wird, entwickeln sich im Verlauf von zwei bis 25 Jahren typische Erkrankungen: Durch die allgemeine Überlastung werden Kompensationsmechanismen des Organismus für Störungen durch sich wiederholende Tätigkeiten überschritten, dabei haben Alter, Geschlecht und psychischer sowie sozialer Status einen Einfluß.

Die ersten Symptome lassen anfänglich in der Nacht etwas nach, später reichen das Wochenende und selbst der vierwöchige Jahresurlaub nicht mehr aus, um zu regenerieren, denn inzwischen sind pathologische Veränderungen an Sehnen und Muskelansätzen eingetreten. Die Folgen: z. B. Carpaltunnel-Syndrom, Sehnenscheidenentzündung oder Ellenbogenbeschwerden. Im Lauf der Jahre haben muskuläre und nervale Prozesse bleibende Schäden hinterlassen.

Das Beschwerdeprofil der Kassiererin spiegelt sich in der Art ihrer Kassentätigkeit wider. Die Einseitigkeit des Arbeitsablaufes

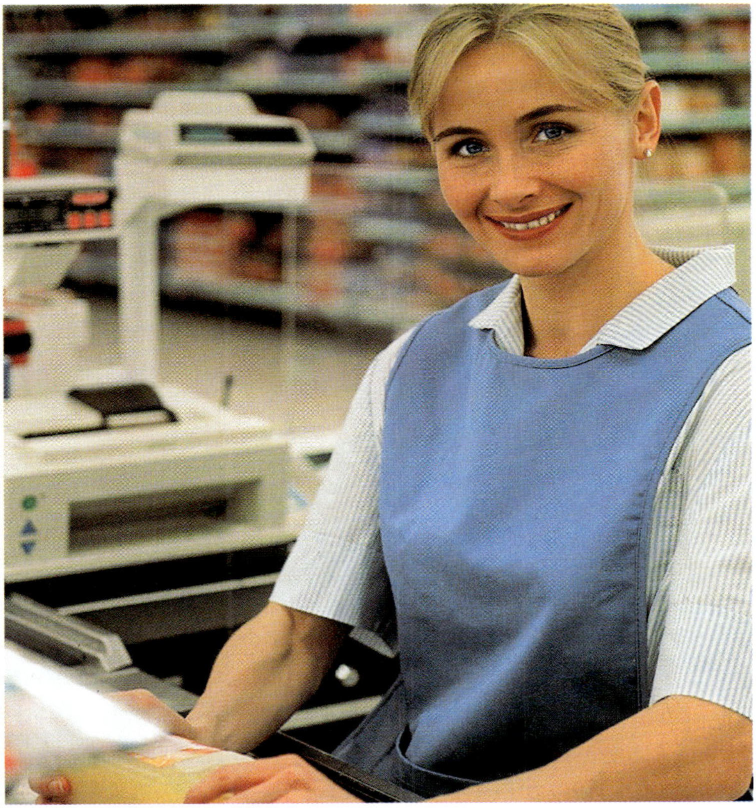

Wer Tag für Tag wie diese Kassiererin im Supermarkt der Monotonie eines Fließbandarbeitsplatzes ausgesetzt ist, hat eigentlich nichts zu lachen. In dieser Berufsgruppe drohen den einseitig beanspruchten Muskeln nach mehreren Jahren massive bleibende Schäden.

herrscht vor, schon allein deshalb, weil die Arbeitsrichtung streng vorgegeben ist und keine Abwechslung zuläßt.

Der Schreibarm

Ein in der orthopädischen Praxis tätiger Arzt bekommt immer wieder die gleichen Symptome und Syndrome präsentiert. Der wesentliche Punkt im Schulter-Nacken-Bereich, der zu therapieren ist, ist der Ansatzpunkt des Schulterblatthebemuskels. Er ist einer von den Muskeln, die das Schulterblatt fixieren sollen, damit der mit dem Schulterblatt verbundene Arm wunschgemäß und kor-

Beim Schreiben wird der Schulterblatthebemuskel ständig überlastet.

rekt geführt werden kann. Dieser Schulterblatthebemuskel gehört zu den Muskeln, die durch die statische Haltung am Schreibtisch und durch die Armvorhalte beim Schreiben ständig überlastet werden. Die Muskeln, die das Schulterblatt am Rücken beweglich fixieren, kommen zum Teil vom Hinterhaupt, zum Teil von den Dornfortsätzen der Brustwirbelsäule und vom Nackenband der Halswirbelsäule. Bestimmte Muskeln an der Innenseite des Schulterblattes, die sogenannten Musculi rhomboidii, fixieren das Schulterblatt ebenso wie der Sägemuskel, der M. seratus anterior, der mit zehn Zacken an den Rippen entspringt, unter dem Schulterblatt hindurchzieht und an der Innenseite des Schulterblattes wirbelsäulennah ansetzt.

Störungen in der Muskulatur des Schultergürtels können sogar zu Kieferproblemen führen.

Nichts auf die leichte Schulter nehmen

Gerade dieser Muskel wird beim Anheben des Armes und beim Anheben über die Horizontale besonders beansprucht. Der trapezförmige Muskel, M. trapezius, wird einerseits zur Stabilisierung der Brustwirbelsäule eingesetzt, zum anderen sind die Schultern daran aufgehängt. Das Schultergelenk und damit der Arm wird aber nicht nur von Muskeln, die sich am Rücken befinden, bewegt, sondern auch von Muskeln, die sich dort befinden, wo man sich gerne auf die Brust klopft – der große und der kleine Brustmuskel zählen dazu. Der gesamte Schultergürtel bewegt sich beim Anheben des Armes. Die Schulter-Nacken-Region ist als eine Funktionseinheit zu betrachten. Ist die muskuläre Balance des Schultergürtels, also zwischen vorderen und hinteren Schultermuskeln, gestört, so führt die muskuläre Dysbalance auch zu Nackenproblemen – und gegebenenfalls auch zu Störungen im Bereich der Kiefergelenke, nachdem die vorderen Halsmuskeln die Funktion der Kiefergelenke beeinflussen.

Ausgangspunkt für Muskelschmerz sind oft die Triggerpunkte. Durch Druck auf diese lokalen, schmerzhaften Stellen wird ein Schmerz ausgelöst, der auch in weit entfernte Regionen ausstrahlen kann. So kann z.B. ein Triggerpunkt am Schreibarm auch Kopfschmerzen auslösen.

Beim Schreibarm ist zumeist der Kopf nach vorne geneigt, dies bedeutet verstärkte Tätigkeit des Schulterblatthebemuskels und gleichzeitig eine tiefgreifende muskuläre Dysbalance des Schultergürtels zumindest auf der Seite des Schreibarmes mit Verkürzung der haltenden Muskeln und mit Entwicklung von sogenannten Triggerpunkten in den einzelnen Muskeln, die nicht nur lokale Schmerzen, sondern auch sehr unberechenbar ausstrahlende Schmerzen im Bereich des Armes sowie der Schulter-Nacken-Region und am Kopf auslösen können. Vielleicht haben Sie sich schon selbst einmal dabei ertappt, wie Sie allein bei dem Gedanken an das Schreiben die entsprechende Schulter hochziehen und die Muskeln dieses Armes, Schulter- und Nackenbereiches dabei gewohnheitsmäßig und erlerntermaßen verspannen.

Schreibt man entspannt, bleiben auch alle am Schreiben beteiligten Muskeln locker. Beim Schreibarm kommt es jedoch zu Verkrampfungen in den Muskelketten, die sich vom Finger bis in die Schulter ziehen.

Während beim entspannten Schreiben der Unterarm auf der Tischplatte locker aufliegt, die Muskeln bis zum Nacken entspannt bleiben, verkrampft der Schreibarm mit seinen Muskelketten von der Fingerspitze bis zum Haaransatz. Dabei ist zu beobachten, daß die Schulter hochgezogen ist, dies bedeutet eine Verkürzung der Nackenmuskeln. Zudem krallt sich der Zeigefinger verkürzt und gebeugt um den Kugelschreiber, die Konturen des verspannten Unterarmstreckmuskels treten am Unterarm sehr deutlich hervor und das ständige seitliche Abheben des Oberarmes vom Körper macht sich an den Ansatzstellen des Kappenmuskels an der Oberarmmitte bemerkbar.

So finden wir beim Schreibarm folgende Syndrome, je nach Verkürzung und Betroffenheit der einzelnen Muskeln: Das Scapulocostalsyndrom (Schulterblatt-Rippen-Syndrom). Der Schmerz wird hierbei in den oberen Teil der Region zwischen den Schulterblättern lokalisiert, die Muskeln und die Knochenhaut der Rippen unmittelbar neben dem Innenrand des Schulterblattes sind auf Druck äußerst schmerzhaft. Am oberen inneren Winkel des Schulterblattes, am Ansatz des Schulterblatthebemuskels, befinden sich die Triggerzone und der entscheidende Triggerpunkt mit lokalen und zu Nacken, Schulter, Arm und Brust ausstrahlenden Beschwerden.

Der Tragearm

Angesichts der Tatsache, daß nur die muskuläre Balance des Schultergürtels als gesund zu bezeichnen ist, ist es ratsam, beim Tragen von Gegenständen die Schultern zurückzunehmen und nicht nach vorne hängen zu lassen. Die Devise heißt hier: Schultern breit. Läßt man die Schultern nämlich hängen, so ist zum ersten die Tragfähigkeit geringer, weil die Wirkung der einzelnen Muskeln nicht zum Tragen kommt; zum anderen ist die muskuläre Balance gestört, was zu Beschwerden an den beteiligten Muskeln und Muskelansätzen führt.

Richtig Tragen heißt: Die Lasten körpernah und gleichmäßig auf beide Seiten verteilt zu transportieren.

Grundsätzlich können Muskeln darunter leiden, daß sie ständig halten oder eine Bewegung zu häufig wiederholen müssen. Zunächst ermüden die Muskeln nur schneller. Wenn die Bedingungen jedoch unverändert ungünstig bleiben, kommt es zu einer Entzündung der Sehnen, der Bursen sowie der benachbarten Gelenke. Ob an der Kasse, im Büro oder beim Tragen von Lasten müssen Sie davon ausgehen, daß die Muskelkraft in bestimmten Haltepositionen eingeschränkt ist und dadurch die Muskeln bei statischer Haltearbeit, die mit 15 bis 20 % der Gesamtkraft geleistet wird, ermüden. Daher ist darauf zu achten, daß die Körperhaltung bei dieser Haltetätigkeit optimal eingestellt ist, um die Muskeln nicht noch zusätzlich zu belasten.

Schmerzlokalisation und Schmerzausstrahlung im Bereich Halswirbelsäule

Haben Sie Beschwerden im Nacken-Kopf-Bereich, so ist es wichtig, den Beschwerdeort und die Ausstrahlung des Schmerzes bzw. der miteinhergehenden Gefühlsstörungen präzise zu beschreiben. Dabei ist interessant, daß die Beschwerden im Nacken und im Schultergürtel oft abhängig von Tätigkeiten, Bewegungen des Kopfes oder Schultergürtels, Hand- und Armstellung auftreten.

Oft wird der Schmerz nachts stärker, besonders bei bestimmten Schlafhaltungen oder bei Benutzung verschiedener Kissen. Gelegentlich nehmen auch die Schmerzen im Schulter-Nacken-Bereich durch Tragen, Handarbeit, sportliche Betätigung oder z. B. unter dem Einfluß von Zugluft zu.

Die sogenannten vertebragenen Nacken-Kopfschmerzen haben ihren Ursprung in der Wirbelsäule. Sie treten bei bestimmten Tätigkeiten oder Bewegungen auf und können sich noch verstärken.

Die intakte Funktion der Gelenkbeweglichkeit zwischen Schädel und Atlas einerseits, dem Atlas und dem Axis andererseits, setzt entspannte Muskeln und damit eine ungestörte Balance des Schädels voraus. Durch Muskelverspannungen behindert, kann es jedoch zu Funktionsstörungen der Kopfgelenke kommen, wobei der große Hinterhauptnerv durch verspannte Muskelzüge regelrecht „in die Klemme" geraten kann. Dieser große Hinterhauptnerv zweigt mit jeweils einem Anteil in Höhe zwischen Schädel und Atlas sowie mit einem anderen Anteil zwischen dem Atlas und dem Axis vom Rückenmark ab.

Als Folge der Beengung äußert sich der Nerv durch Schmerzen am seitlichen Hinterhaupt der betroffenen Seite. Weil speziell dieser Nerv auf seinem Wege ein Stück weit durch die Hirnhaut ummantelt wird, kann es bei Einengung zu unangenehmen Mitreaktionen des vegetativen Nervensystems im Schädelbereich kommen, wie z. B. Störung der Regulation der Körpertemperatur, des Tag-Nacht-Rhythmus, der optischen und akustischen Wahrnehmung, Konzentrationsschwäche, rasche Ermüdbarkeit, vermehrte Reizbarkeit und Verstimmtheit.

Auch durch die unmittelbare Nachbarschaft dieses Hinterhauptnerven zur oberen Schlinge der Wirbelsäulenarterie bleibt die Störung nicht ohne Folgen für die Durchblutung des Gehirns.

Das obere Halswirbelsäulensyndrom und seine Symptome

Störungen und Schäden im Bereich der Kopfgelenke führen zum sogenannten „oberen Halswirbelsäulensyndrom". Im Vordergrund der Symptome des oberen Halswirbelsäulensyndroms stehen: Störung der Stabilisation des Körpers im Raum mit Gangunsicherheit und ungerichtetem Schwindel. Verantwortlich dafür sind die tiefen Halsmuskeln mit ihrer ungewöhnlich hohen Dichte an Muskelspindeln (Rezeptoren). Von diesen tiefen Halsmuskeln, die überaus empfindlich reagieren, gehen Nervenimpulse zu Zentren des Hirnstammes (Vestibulariskerne) und melden dort die aktuelle Position des Schädels auf der Halswirbelsäule sowie die Geschwindigkeit der Halsbewegung. In den gleichen Zentren des Hirnstammes landen auch Nervenimpulse vom Gleichgewichtsorgan im Innenohr, die Geschwindigkeit und Beschleunigung – also die Position des Kopfes im Gravitationsfeld – melden. Gleichzeitig treffen dort Informationen von den Augen, vom Kleinhirn und von der Hirnrinde ein und werden miteinander „verrechnet".

Den Kopf fixieren heißt nicht nur mit einer Klammer festhalten, sondern z. B. auch durch einen gefesselten Blick auf dem Bildschirm fixieren.

Diese Muskeln im Nacken haben nicht nur die Aufgabe, „aufwärts" zum Gehirn Nervenimpulse zu melden, sondern es besteht gleichzeitig die Möglichkeit, „abwärts" Impulse zu den Muskelreflexen des Rumpfes, der Arme und der Beine zu senden. Dies hat zur Folge, daß z. B. die Drehung des Rumpfes gegen den fixierten Kopf die Beugemuskeln der Seite, nach der sich der Kopf hindreht, hemmt, die Streckmuskeln jedoch aktiviert. Für den Rumpf und die Extremitäten bedeutet dies: Muskelverspannung auf der einen, Muskelhemmung auf der anderen Seite. So entsteht die klassische krankmachende muskuläre Dysbalance.

Im einzelnen macht sich das obere Halswirbelsäulensyndrom durch folgende Beschwerden bemerkbar:

Von der Halswirbelsäule ausgehende Gleichgewichtsstörungen

Bei Funktionsstörungen der Kopfgelenke läßt sich durch bestimmte Kopfbewegungen ein Drehschwindel auslösen, der einige

Sekunden bis Minuten anhalten kann. Der Verdacht auf eine von der Halswirbelsäule ausgelöste Gleichgewichtsstörung wird verstärkt, wenn die Schwindelattacke durch bestimmte Hals- und Kopfbewegungen gezielt ausgelöst werden kann. Erfahrungen haben gezeigt, daß ein derartiger durch die Wirbelsäule ausgelöster Schwindel meist durch eine Funktionsstörung im beweglichen Segment zwischen dem zweiten und dritten Halswirbelkörper entsteht und durch eine manuelle Therapie wie z. B. Massage behandelt werden kann.

Gleichgewichtsstörungen und Schwindel können auf eine Funktionsstörung der Kopfgelenke hindeuten.

Obere Halswirbelsäule und Globusgefühl (Kloßgefühl)

Bei funktionellen Störungen der oberen Halswirbelsäule in Verbindung mit einem reflektorischen Anstieg der Muskelspannung der vorderen Halsmuskulatur kann es zu Schluckbeschwerden kommen. Zusätzlich kann zu diesen Beschwerden auch noch ein sogenanntes Globus- oder Kloßgefühl auftreten. Durch manuelle Therapie oder auch Krankengymnastik kann die Funktion der betroffenen Halswirbelsäulenabschnitte wiederhergestellt werden. Dadurch wird die Fehlsteuerung der vorderen Halsmuskulatur behoben, die Schluckbeschwerden werden beseitigt.

Bei einem Globus- oder Kloßgefühl klagt der Patient über ein Fremdkörpergefühl im Hals und über Schluckbeschwerden.

Obere Halswirbelsäule und Augen

Die Augenbewegungen werden direkt durch den Sinneseindruck, durch die Informationen, die aus dem Gleichgewichtsorgan stammen sowie durch die informierenden Impulse aus den tiefen Nackenmuskeln gesteuert. So kann es bei Störungen der Kopfgelenke zu Sehstörungen trotz korrekten Sehvermögens kommen. Die betroffenen Personen laufen von einem Augenarzt zum anderen und wechseln eine Brille nach der anderen, immer in der Annahme, sie hätten Probleme mit ihren Augen. Durch all diese Maßnahmen kommt es aber zu keiner Verbesserung der Sehstörung. Auch hier greifen nur gezielte Maßnahmen zur Behebung der Funktionsstörung der Kopfgelenke.

Auch bei Kindern kann es bereits zu Problemen der Halswirbelsäule kommen. Die damit verbundenen Beschwerden sind sehr vielseitig.

Die Kopfgelenke sind von Geburt an gefährdet

Der Vorgang der Geburt geht an die Grenzen der Belastbarkeit des Kindes – speziell auch an die des kindlichen Halses. Funktionsstörungen der Kopfgelenke bei Säuglingen und Kindern betreffen fast zu 100 Prozent das Gelenk zwischen Schädel und Atlas. Die Folgen dieser Störung und die Symptome sind vielfältig und werden zumeist nicht erkannt. So beobachtet man Koordinationsstörungen, Hemmungen der Entwicklung des Halteapparates, Wirbelsäulenverkrümmungen. Zudem kann es auch zu zahlreichen zentralvegetativen Störungen kommen, dazu zählen motorische Unruhe oder Bewegungsarmut, Beeinträchtigung des Schlaf-Wach-Rhythmus, Appetitstörungen, Hörstörungen, Schwindel, Übelkeit, psychomotorische Enthemmungen, schnelle Ermüdbarkeit, Neigung zu Infekten, Haarwuchsstörungen, Lernschwierigkeiten, Konzentrationsstörungen, rasche geistige Ermüdung und Kopfschmerzen.

Das Schleudertrauma der Halswirbelsäule

Meist kommt es bei Auffahrunfällen zu einem Schleudertrauma. Dabei werden Kopf und Hals durch den Aufprall bedingt nach hinten gerissen, die Halswirbelsäule gerät dabei in maximale Rückwärtsbeugung. Bei einem Schleudertrauma der Halswirbelsäule leiden viele Patienten direkt unmittelbar nach dem Ereignis unter verschiedenen Beschwerden wie Nackenschmerzen, Kopfschmerzen, Schwindelattacken, Übelkeit und Erbrechen, Konzentrationsstörungen, Augenbeschwerden, Ohrenbeschwerden, Armbeschwerden, Schlafstörungen sowie Rücken- und Kreuzschmerzen. Oft halten diese Beschwerden noch lange nach dem Unfall an. Eine gerade und aufrechte Sitzposition im Auto schont den Rücken und verhindert schwere Schleudertraumata. Dazu mit Gesäß und Schultern eng an die Rückenlehne, das Becken nach vorne kippen. Die Nackenstütze soll den Hinterkopf abstützen und nicht den Hals. Ist sie zu tief eingestellt, wird der Kopf bei einem Aufprall über die Nackenstütze nach hinten gehebelt.

Falls Sie unter Sehstörungen leiden, die Sie sich nicht erklären können, sollten Sie auch an die Möglichkeit einer Störung im Bereich der Halswirbelsäule denken.

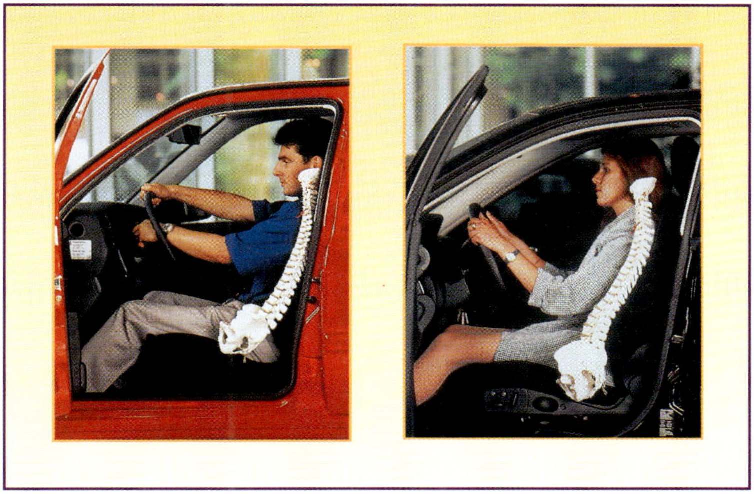

Während der Mann falsch sitzt (kein Kontakt im Becken zur Rückenlehne, das Becken kippt nach hinten, Rundrücken), sieht man bei der Frau die richtige Sitzposition. Der gesamte Rücken hat Kontakt zur Rückenlehne, die Nackenstütze ist richtig eingestellt.

Das untere Halswirbelsäulensyndrom und seine Symptome

Wie wir bereits gelernt haben, sind Arme und Beine entwicklungsgeschichtlich Äste des Körperstammes, die als Arm- bzw. Beinknospen aus den Ursegmenten der embryonalen Wirbelsäule herausgewachsen sind. Dementsprechend stammen alle „Materialien" des Armes, dazu zählen Knochen, Knochenhaut, Muskeln, Bindegewebe, Gefäße und Nerven, aus dem Körperstamm. Am Verlauf der Nerven kann man die verschlungenen Wege dieser „Materialien" bis zum Körperstamm zurückverfolgen. Die enge Verbindung zwischen Armen und Rumpf führt zwangsläufig auch zu gemeinsamen Schmerzen. Leidet die Wirbelsäule und ihre einzelnen segmentalen Abschnitte, so teilt sie dies den Abkömmlingen mit: die Abkömmlinge Knochen, Knochenhaut, Muskulatur, Gefäße, Nerven und Haut leiden mit. Andererseits kann man dem Nacken mit einem warmen Armbad eine Freude bereiten. Treten im Arm Schmerzen auf, muß es nicht immer ein an der Halswirbelsäule eingeklemmter Nerv sein, sondern es kön-

Das untere Halswirbelsäulensyndrom wird auch als Schulter-Arm-Syndrom bezeichnet.

Die sogenannten Pseudoradikulärschmerzen – das bedeutet, ein Gefühl „als ob der Nerv gequetscht sei" – stellen den größten Anteil der in den jeweiligen Arm ausstrahlenden Schmerzen dar.

nen auch Schmerzausstrahlungen vom jeweiligen funktionsgestörten Segment und dessen Einzelteilen als Warnsignal in den Arm ausgesandt werden.

Dabei kann sich die Qualitätsskala des Schmerzes vom Juckreiz über „Nadeln", „Kribbeln", „Brennen", „Ziehen" bis hin zu „schneidenden", „stechenden" Anzeichen bemerkbar machen. Der Ort, an dem die „Schmerzen" oder Mißempfindungen auftauchen, läßt allerdings schon Rückschlüsse zu, in welcher Etage der Halswirbelsäule die Ursachen zu suchen – und auch wieder zu beheben – sind.

Beispiele für das Schulter-Arm-Syndrom

Ein Schulter-Arm-Syndrom hat viele Ursachen und genau so viele Beschwerden kann es auch hervorrufen.

Einige Beispiele sollen dies erläutern: In dem Bereich, über den Sie ein Schultertuch legen würden, befindet sich die Haut, die aus dem cervicalen Segment 4 stammt. Das Cervicalsegment 4 ist das Segment oberhalb des vierten Halswirbelkörpers. Weil Haut- und Nervengewebe aus den gleichen Anteilen des Ursegmentes stammen, kann es durchaus sein, daß nicht nur Mißempfindungen in diesen Bereich der Haut weitergeleitet werden, sondern daß auch Störungen im „Empfang" auftreten, daß also z. B. der gesamte Bereich auf Druck und selbst auf Nadelstiche schmerzunempfindlich sein kann.

Nachdem der Schulterblatthebemuskel und die Rhomboidmuskeln zwischen den Schulterblättern aus dem gleichen Segment stammen, ist es naheliegend, daß auch deren Spannungszustand nicht der Norm entspricht (zumeist Verspannung). Bei Störungen im Segment C4 kann es auch zu Verquellungen des Bindegewebes unter der Haut und zu verschiedensten Periost- und Knochenschmerzen kommen, denn Bindegewebe, Knochen und Knochenhaut stammen aus einem gleichen Keimblatt des Ursegmentes ab. Der sogenannte „Witwenbuckel", die bürzelartige Weichteilverdickung unter der Haut am Übergang Hals- zur Brustwirbelsäule, ist das äußere Zeichen dieser Störung.

…heidung allerdings: Bei einem Bandscheibenvor- … weiten und dritten Halswirbelkörper und Quet- … ven können der Schulterblatthebemuskel … uskeln wie auch die Zwerchfellmuskulatur … r Funktionsstörung im Segment gibt es je- … zeichen!

… ngen im Bereich des Cervicalsegmentes 5, al- … Halswirbelkörper, können wir Mißempfindungen im Bereich des oberen Oberarmdrittels der betroffenen Seite verspüren. Der darunterliegende Deltoidmuskel, der für das seitliche Abheben des Oberarmes zuständig ist, kann verspannt sein, sehr viele Schulterschmerzen sind deshalb primär von der Halswirbelsäule ausgelöst.

Störungen im Bereich des Segmentes Cervical 6, zwischen 5. und 6. Halswirbelkörper, können sich an der daumenseitigen Seite des Ober- und Unterarmes bis hin zum Daumen als Nadeln, Kribbeln, Brennen und dergleichen bemerkbar machen. Im Bicepsmuskel können dabei Verspannungen auftreten. Bei Bedrängung des Nerven dieses Segmentes allerdings kommt es wiederum zur Reflexminderung des Beugereflexes bis hin zum Ausfall der Muskelfunktion des Bicepsmuskels.

Funktionsstörungen im Bereich des Segmentes C7, zwischen dem 6. und 7. Halswirbelkörper, können Mißempfindungen bis Schmerzen auf der Streckseite des Unterarmes, am Mittelfinger sowie an den dem Mittelfinger zugewandten Seiten der Nachbarfinger herbeiführen. Muskelschmerzen treten dann im Streckmuskel an der Rückseite des Oberarms sowie an den Beugemuskeln der Finger und Streckmuskeln der äußeren Finger auf. Wenn im Gegensatz zur funktionellen Störung der Nerv gequetscht wird oder verletzt wurde, so ist das äußere Zeichen dieser Nervenverletzung der Schwund der Daumenballenmuskulatur. Die Streckmuskulatur des Oberarmes funktioniert nicht bis teilweise, so daß z. B. ein Liegestütz kaum noch durchgeführt werden kann.

Auch Schmerzen im Bicepsmuskel können von der Halswirbelsäule stammen. Ist der Bicepsmuskel allerdings gelähmt oder sein Reflex funktioniert nicht mehr, so ist eine Schädigung der Nervenwurzel anzunehmen, die z. B. durch einen Bandscheibenvorfall ausgelöst worden sein kann.

Selbst Brennen und Kribbeln im Daumen kann von der Halswirbelsäule kommen.

Bei einem Carpaltunnelsyndrom ist die Operation oft die letzte Hilfe.

Bei dem sogenannten Carpaltunnelsyndrom wird der Medianusnerv, der zu wesentlichen Anteilen aus dem Cervicalsegment 7 stammt, durch verquollenes Bindegewebe beengt, so daß er oft nur durch eine entlastende Operation von seiner Einengung befreit werden kann. Wohlgemerkt, die Ursache für das periphere Carpaltunnelsyndrom liegt im Bereich des 7. Halswirbelsäulensegmentes. Unter Enthaesiopathien oder Insertionstendopathien versteht man den jeweiligen schmerzhaften Ansatzpunkt verspannter Muskeln. Diese gibt es am Arm zuhauf, z. B. als Epicondylopathie radialseitig und ulnarseitig (als „Tennis- bzw. Werferellenbogen" bekannt), als „Styloiditis ulnae et radii".

Wenn's am Hals klemmt, stolpert das Herz?

Eine verstärkte Tätigkeit der Muskeln bewirkt eine stärkere Durchblutung.

Die Bedeutung der Wirbelsäule für die inneren Organe wird unterschätzt und sehr häufig auch verkannt. Wiederum hilft uns die Entwicklungsgeschichte beim Verständnis weiter. Das unwillkürliche oder autonome Nervensystem ist dem motorischen Nervensystem parallel geschaltet. Wenn ein Muskel aktiviert wird, wird er dies über die Impulse der motorischen Nerven. Eine Muskeltätigkeit beansprucht eine stärkere Durchblutung. Die Regulation der Blutgefäße wird parallel dazu über das autonome vegetative Nervensystem gesteuert. Dieses Nervensystem ist ab dem ersten Brustwirbelsegment ebenso wie die motorischen Nerven segmental angelegt. Man weiß, daß Störungen der Thorakalsegmente 1 bis 5 Funktionsstörungen im Bereich des Herzens auslösen können.

Man weiß aus Erfahrung, daß z. B. Angina-pectoris-Anfälle durch ungünstige Kopfhaltung ausgelöst bzw. durch mechanischen Kopfzug auch wieder behoben werden können.

Durch verschiedenste Bewegungsvorgänge beim Friseur, Stricken, Kartoffelschälen, beim Grüßen mit der Hand, beim Abheben des Telefonhörers können Herzsensationen wie Herzstolpern, Schwindel, Schweißausbruch, Flimmern vor den Augen und ähnliches provoziert werden. Zur Erinnerung: Die Beweglichkeit der Halswirbelsäule reicht bis in das 5. Thorakalsegment. In diesem Bereich sind die Fasern des autonomen Nervensystems zwar nicht segmental geordnet, aber in sogenannten Ganglien gebündelt. Reize aus den Gebieten des 5. bis 8. Cervicalsegmentes werden über das sogenannte Ganglion stellatum zum Herzen geleitet.

Man kann davon ausgehen, daß Wirbelverstellungen/-verklemmungen die unterschiedlichsten Funktionsstörungen im Bereich des Herzens auslösen können (Extrasystolen, koronare Durchblutungsstörungen, Reizleitungsstörungen).

Der Zahn der Zeit – altersbedingte Schmerzursachen

Beim Kundendienst Ihres PKWs werden nach einem empirischen (= aus Erfahrungsschatz gesammelten) Schema Abnutzungs- und alterungsbedingte Schäden behoben. Erfahrungsgemäß weiß man, wie lange ein Auspuff hält, wann neue Bremsen oder Stoßdämpfer fällig sind. Medizinische Statistiken zeigen, daß Frauen am ehesten zwischen dem vierzigsten und fünfzigsten, Männer zwischen dem dreißigsten und vierzigsten Lebensjahr Nackenprobleme bekommen. Bis zum fünfzigsten und sechzigsten Lebensjahr werden etwa gleich viele Probleme wie zwischen dem vierzigsten und fünfzigsten Lebensjahr beobachtet. Die Tendenz zeigt allerdings an, daß sich zwischen dem sechzigsten und siebzigsten Lebensjahr die Beschwerden erheblich reduzieren, und zwar bei Frauen mehr als bei Männern. Diese Statistiken aus dem Statistischen Jahrbuch Nordrhein-Westfalen von 1975 haben sich zwischenzeitlich wohl deutlich dahingehend verändert, daß Nackenprobleme immer früher auftreten – und zwar bei Männern und Frauen gleichermaßen – und daß sie sich besonders im Arbeitsleben und bevorzugt im Büro bemerkbar machen.

Frauen bekommen in der Regel später Nackenprobleme als Männer.

„Von nun an geht's bergab“, könnte man sagen, wenn man in epidemiologischen Studien nachweisen kann, daß bereits 50 Prozent der Dreißigjährigen degenerative Veränderungen an den Gelenkknorpeln allgemein aufzuweisen haben. Das wohl häufigste sichtbare Zeichen der Degeneration, des Abbaus, aber auch des Verschleißes durch Überlastung und Fehlbelastung ist die Spondylose. Die sogenannte „Knochenzackenkrankheit“ ist „das knöcherne Denkmal einer langdauernden Fehlfunktion“.

Bei bereits 50 Prozent der Dreißigjährigen lassen sich Verschleißerscheinungen an den Gelenkknorpeln nachweisen.

Mit zunehmendem Alter kommt es zu einer Entwässerung der Bandscheibe und der Gelenkknorpel.

Beim zunehmenden alterungsbedingten Entwässerungsprozeß der Bandscheibe bekommt das Bewegungssegment der Wirbelsäule ein Zuviel an Beweglichkeit, die benachbarten Wirbelkörper können sich hierdurch mehr gegeneinander verschieben und zwar solange, wie die Bänder nachgeben. Dabei werden die straffen Bänder aber gedehnt und gezerrt.

Was geschieht mit dem Wirbelgelenken? Wohl als Reaktion auf das Zuviel an Beweglichkeit bilden sich Knochenzacken, vermutlich

Altersfalle Arthrose

Der Begriff „Arthrose“ wurde von Friedrich von Müller (1912) geprägt und heißt soviel wie Knorpelzerstörung. Nachdem die Bandscheibe unter anderem aus Knorpelzellen besteht und die Wirbelgelenke echte von Knorpel überzogene Gelenke sind, fallen diese Anteile des Bewegungssegmentes erwartungsgemäß der Arthrose anheim. Dies bedeutet, daß der Knorpel langsam aber sicher eintrocknet, schwindet und dünn wird. Die elastische Stoßdämpfereigenschaft für Last, Stoß und Muskelzug wird weniger, die Schmier-, Ernährungs- und Entschlackungsfunktion der Gelenkschmiere (Synovia) läßt nach und regeneriert sich schlechter.

Bei der Arthrose kommt es zu einer Zerstörung von Knorpelgewebe. Wenn die Gelenkschmiere fehlt, trocknet der Knorpel ein und wird dünner.

nur deshalb, um die ungesunde und oft schmerzhafte Überbeweglichkeit im Segment abzuwehren (also der Versuch einer Abstützung). Die Abstützung ist auch dringend erforderlich, denn nicht nur die älterwerdende Bandscheibe wird durch Verdrehung und Schwerkräfte überstrapaziert, sondern mit ihr auch die paarig angelegten Wirbelgelenke, deren Gelenkspiel ebenso über das normale Maß hinaus gefordert wird. Als Folge dieser stärkeren Belastung bildet sich hier die sogenannte Spondylarthrose, die

Arthrose der Wirbelgelenke mit allen Symptomen, die eine Arthrose zu bieten hat.

Die Arthrose ist an sich keine Erkrankung und verursacht normalerweise auch keine Schmerzen. Erst die Arthrosekrankheit, die mit Entzündungen und Kapselreizungen einhergeht, ist schmerzhaft. Die Arthrose äußert sich durch die typischen Anlaufprobleme, z. B. am Morgen nach dem Aufstehen – wenn die Gelenke wieder in Gang gekommen sind, läuft wieder alles wie gewohnt. Bänder und Muskeln sind gleichermaßen Alterungsprozessen ausgesetzt, die Durchblutung wird schlechter, die Entschlackung verlangsamt.

Insgesamt sind die Bewegungssegmente im Alter empfindlicher und bewegen sich auf einem schmalen Grat der Kompensation.

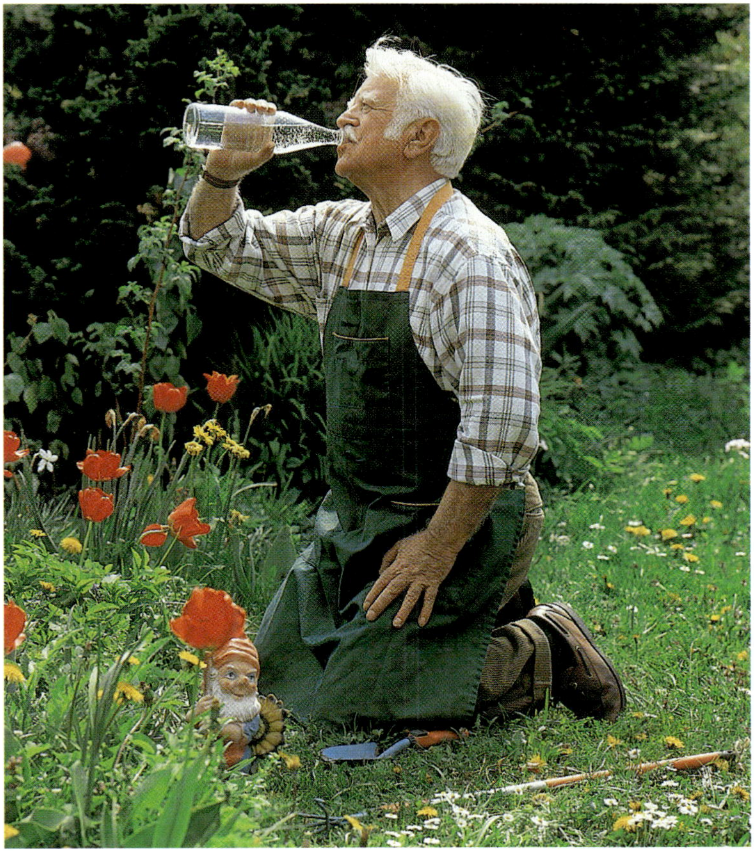

Weil sich die Hobbygärtner den ganzen Winter wenig bewegt und ihre Gelenke auch nicht gefordert haben, bekommen sie nach dem ersten schönen Frühjahrstag ihre Gelenke und Rücken überdeutlich zu spüren – ein typisches Beispiel für den fortschreitenden Verschleiß von Bändern, Muskeln und Gelenken.

Beugen Sie sich dem Alter nicht zu früh – achten Sie immer auf ausreichende Bewegung!

Erst wenn ungewohnte Belastungen, Fehlbelastungen, Verletzungen hinzukommen, kann das jeweilige System den Schaden nicht mehr ausgleichen, was zu Schmerzen führt. Betroffen sind von den Alterungs- und degenerativen Prozessen vor allem das bewegliche Segment zwischen dem 5. und 6. sowie zwischen dem 6. und 7. Halswirbelkörper. Die zunehmend verformten Bewegungssegmente zwischen dem 5. Halswirbelkörper und dem ersten Brustwirbelkörper werden nach und nach „faul" und sind nicht mehr geneigt, sich viel zu bewegen. In der Folge muß der Nachbar, d. h., das benachbarte Segment, die verlorengegangene Gesamtbeweglichkeit der Nachbarn übernehmen und wird damit selbst an den Rand seiner Beweglichkeit gebracht. Ganz stillschweigend nimmt dieses überlastete Segment dies selbstverständlich nicht hin – die Überlastung wird sich schmerzhaft bemerkbar machen.

Auch Hals und Rücken werden älter

Sich gegen das Altern und damit das Krummwerden aufbäumen heißt, sich wie ein Baum zum Himmel strecken.

Verwenden Frauen ab 40 sehr viel Zeit damit, erste Fältchen zu verdecken und ihr Gewicht zu halten, so tritt bei Männern ab 40 meistens morgens vor dem Spiegel bei seitlicher Betrachtung des ehemals jugendlichen Körpers nur die traurige Erkenntnis ein: „Waren das noch Zeiten". Während sich bei Frauen zunächst bis zum 50. Lebensjahr eine gewisse Gegenwehr gegen das scheinbar Unvermeidliche einstellt, resignieren die meisten Männer bis auf wenige Ausnahmen. Der Bauch wird größer, der Rücken runder, der Kopf sinkt mehr nach vorne in den Rumpf. Mit diesen Veränderungen sind die besten Voraussetzungen für die muskulären Dysbalancen am Hals und im Bereich des Schultergürtels gegeben. Die Beweglichkeit insgesamt wird weniger, auch die Beweglichkeit der Einzelsegmente der Wirbelsäule läßt durch die so entstehende Fehlhaltung nach.

Nicht die letzte Reserve – die Streckreserve

Resignation bedeutet, sich hängen zu lassen, sich dem scheinbar unvermeidlichen Schicksal zu fügen, dabei haben wir doch noch enorme Reserven zu mobilisieren, vor allem muskuläre Reserven. Wir sollten diese Möglichkeit der Streckreserve täglich nutzen, um die Muskeln, die zwischen den einzelnen Wirbelkörpern sitzen, zu trainieren. Es sind sogenannte monosegmentale Muskeln, die ganz tief an der Wirbelsäule liegen und speziell für die Haltung und auch Aufrichtung der Wirbelsäule sorgen. Leider werden diese Muskeln im Alltag vergessen, bzw. nicht ausreichend genutzt. Denken wir z. B. an die Bilder von Afrikanerinnen, die ihre Lasten auf dem Kopf tragen – diese Frauen nutzen ihre Streckreserve optimal. Nehmen wir uns also ein Beispiel und nutzen die Streckreserve unserer Halswirbelsäule täglich – dazu müssen Sie ja nicht gleich Ihre Einkäufe auf dem Kopf tragen! Ein paar mal ausgedehntes Recken und Strecken zur Decke genügt schon!

Auch im Alter haben die meisten Menschen noch viele muskuläre Reserven, die nur darauf warten, mobilisiert zu werden.

Tumoren und Entzündungen

Selbstverständlich gibt es sie, gutartige und bösartige Tumoren. Sie machen sich zumeist erst dann bemerkbar, wenn sie durch Raumeinengung und Nervenverdrängung z. B. Symptome wie einen Bandscheibenvorfall verursachen. Tumoren lassen sich am besten mit einer Kernspintomografie entdecken bzw. ausschließen. Sind sie bereits in einem fortgeschrittenen Stadium, kann man im Röntgenbild auch gelegentlich eine Metastase entdecken.

Im Bereich der Halswirbelsäule treten zudem entzündliche und entzündlich-rheumatische Prozesse auf, die sowohl die haltenden, tragenden und bewegenden Strukturen befallen und Schmerzen auslösen können. Nicht zuletzt kommen aber auch angeborene Entwicklungsstörungen vor, die die unterschiedlichsten Funktionsstörungen im Bereich der Wirbelkette verursachen können.

Tumoren sind im Bereich der Halswirbelsäule relativ selten.

Dem Nacken aus der Klemme helfen – Hilfe zur Selbsthilfe

Es gibt verschiedene Ansatzpunkte, mit denen man dem Nacken aus der Klemme helfen kann. So nützt es oft schon, die Höhe des Bürostuhles zu verstellen. Aber auch gezielte Übungen zur Kräftigung der Muskulatur sind wichtig.

Wenn die Schmerzen erst einmal da sind, kann man eine ganze Menge tun, um seinem Nacken aus der Klemme zu helfen. Noch wichtiger ist jedoch, daß man es gar nicht erst so weit kommen läßt. Mit dem richtigen Streßmanagement, gesunden Sportarten und speziellen Übungsmethoden, die die Nackenpartie gezielt kräftigen, kann man sehr viel erreichen, um den Nacken gesund, beweglich und vor allem schmerzfrei zu halten.

Eines haben alle diese Maßnahmen gemeinsam: Die Gesundheit Ihres Nackens beginnt immer im Kopf und nur, wenn Sie sich bewußt darüber werden, woher Ihre Schmerzen und Verspannungen kommen, können Sie auch gezielt etwas dagegen unternehmen. Wissen, was schädlich für den Nacken ist und was man vorbeugend alles machen kann, ist ein erster und wichtiger Schritt in Richtung eines nackengesunden Lebens.

Gesundheit beginnt im Kopf

„Bewußt durch Bewegung" ist das Hauptmotto der Feldenkrais-Methode.

Moshé Feldenkrais (1904–84), der Begründer der Feldenkrais-Methode, war Atomphysiker. Als er eines Tages wieder einmal unter Knieproblemen litt, sagte er sich: „Ich bin so intelligent, daß ich die Atomphysik beherrsche, also muß ich auch intelligent genug sein, hinter die Ursachen meiner Knieprobleme zu kommen, um sie dann selbst beseitigen zu können." Daraufhin bewegte er sein Knie immer wieder und beobachtete es. Schließlich konnte er die Funktionsfehler entdecken, sich selbst behandeln und daraufhin durch bewußte Bewegungen auch erfolgreich heilen. Auf dieser Erkenntnis baute er seine gesamte Gesundheits- und Behandlungslehre auf, die noch heute weltweit gelehrt wird. Unter fachkundiger Anleitung können Sie z. B. in Volkshochschulen lernen, durch diese

Methode bewußter mit Ihrem Körper umzugehen. Gerade bei Nacken- und Rückenproblemen, die mit Schmerzen einhergehen, ist sie ein wirkungsvoller Ansatz. Indem man erkennt, wie man sich verhält und mit seinem Rücken und Nacken umgeht, kommt man zu einer neuen Wahrnehmung; die Schmerzen werden durch leichtere und einfachere Bewegungen behoben.

Wie dieses Beispiel zeigt, sind Schmerzen und vor allem deren Bewältigung immer auch eine Sache, die im Kopf stattfinden muß. Natürlich gibt es, wie wir gesehen haben, auch organische Ursachen für die Entstehung von Nackenschmerzen. Aber ein nicht unerheblicher Teil der Schmerzauslöser basiert eben auf Faktoren wie Streß, Fehlhaltungen, mangelnder Bewegung etc., die sich durch gezielte „Kopfarbeit“ beseitigen lassen.

Durch einen bewußten Umgang mit sich selbst erreicht man eine intensivere Wahrnehmung des eigenen Ich. Man lernt, sich anders zu bewegen, und findet so Wege aus dem Schmerz.

Den Schmerzen auf der Spur

Wenn Sie aktiv etwas zur Bewältigung Ihrer Schmerzen unternehmen wollen, müssen Sie sich zuerst ein möglichst klares Bild von Ihren Schmerzen machen. Dazu sollten Sie sich und Ihre Schmerzen genau beobachten und versuchen, folgende Fragen zu beantworten:

- **Wo genau treten die Schmerzen auf?**
- **Seit wann bestehen meine Schmerzen?**
- **Was könnte der Grund für meine Schmerzen sein?**
- **Wie häufig treten die Schmerzen auf (z.B. bei bestimmten Anlässen?)**
- **Sind die Schmerzen im Laufe der Zeit stärker geworden?**

Sich so ein möglichst genaues Bild von seinen Schmerzen zu machen ist übrigens auch für einen eventuellen Besuch beim Arzt sehr sinnvoll. Sie helfen ihm damit, Ihre Schmerzen besser einzuordnen. Gemeinsam mit Ihnen wird er dann versuchen, eine geeignete Therapie zu finden.

Bei Schmerzen nutzt es nichts, den Kopf in den Sand zu stecken. Oft muß man regelrechte Detektivarbeit leisten, um den wahren Grund für die Schmerzen herauszufinden.

Daher muß man auch genau dort ansetzen, denn sind solche Faktoren erst einmal ausgeschaltet, ist in aller Regel auch eine deutliche Verbesserung der Schmerzen spürbar – bis hin zum völligen Verschwinden.

Den Tagesablauf analysieren

Auch wenn's weh tut: Setzen Sie sich mit Ihren Schmerzen auseinander. Überprüfen Sie Ihren Alltag und finden Sie die Schwachstellen für den Nacken heraus.

Wenn Sie wieder einmal unter Schmerzen besonders im Nackenbereich leiden, sollten Sie Ihren Tagesablauf ganz genau analysieren. Wenn Sie ehrlich sind, wissen Sie in der Regel eigentlich ziemlich genau, woher Ihre Schmerzen rühren. Oder kommen Ihnen die folgenden typischen Aussagen schmerzgeplagter Menschen nicht auch irgendwie bekannt vor?

- Habe ich vielleicht nicht doch wieder zu lange am Computer / vor dem Fernseher gesessen?
- Lade ich mir zuviel auf und habe ich wieder einmal zu viele Probleme und Sorgen am Hals?
- Kann ich denn bei diesem Streß überhaupt noch loslassen, mich „gehen lassen"?
- Habe ich nicht wieder stundenlang gebügelt?
- Ich sollte vielleicht doch besser nicht so verkrampft schreiben, zulange mit dem Handy in der Hand telefonieren oder stundenlang „einhändig" diktieren?
- Hätte ich gestern bei dem naßkalten Wetter nicht doch besser einen Schal umhängen sollen?
- Hätte ich meinem Lehrer nicht doch sagen sollen, daß ich bei der ständigen Blickrichtung nach links Nackenprobleme bekomme?
- Vielleicht liegt mein Nackenproblem an meiner schlechten Haltung. Am Kopfkissen kann es schließlich nicht liegen, ich habe doch früher bei gleichem Kissen keine Beschwerden gehabt.

Ob im Berufs- oder Privatleben, ob in der Schule oder im Auto – der Nacken ist den ganzen Tag extremen Belastungen ausgeliefert.

Die Bandbreite der belastenden Angewohnheiten und Tätigkeiten ist offensichtlich sehr groß, und sicher könnten Sie auch noch das

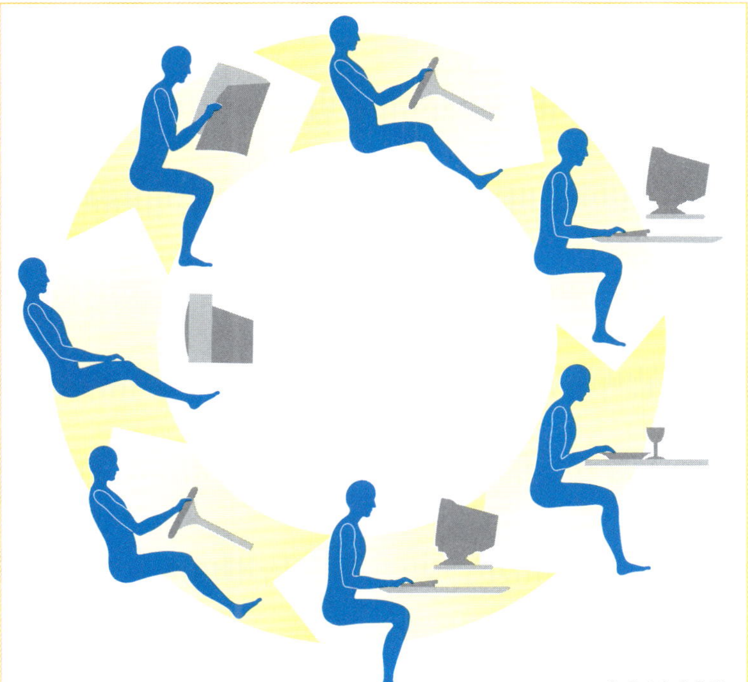

Unser Alltag fordert uns Tag für Tag einen wahren Sitzmarathon ab. Sowohl zu Hause als auch im Beruf haben wir unsere Mobilität weitgehend aufgegeben. Sitzen wie auch alle anderen mit falscher Haltung ausgeführten Tätigkeiten belastet die Gelenke übermäßig – ein Kreislauf mit Folgen.

eine oder andere Argument an unsere Liste anfügen. Eines jedoch haben alle diese Aussagen gemeinsam: letztendlich liegt in ihnen der Schlüssel für zahlreiche gesundheitliche Beschwerden wie z. B. Nackenschmerzen.

Auch eine alte und schlecht gefederte Matratze kann Nackenbeschwerden hervorrufen.

Nachdem man sich also bewußt gemacht hat, daß man zu einem wesentlichen Teil selbst für sein Wohlbefinden und damit auch für seine Gesundheit verantwortlich ist, kann man damit beginnen, seinen Alltag streßfreier und damit vor allem nackenfreundlicher zu gestalten. Dies sollte aber immer nur schrittweise geschehen, denn wer sich zuviel auf einmal vornimmt, wird schnell den Spaß an der Sache verlieren und wieder zu seinen alten Denk- und Verhaltensmustern zurückkehren. Fangen Sie gleich damit an – die ersten Erfolge werden Sie vorwärtstreiben.

Nackenfreundlich leben – So schaffen Sie's!

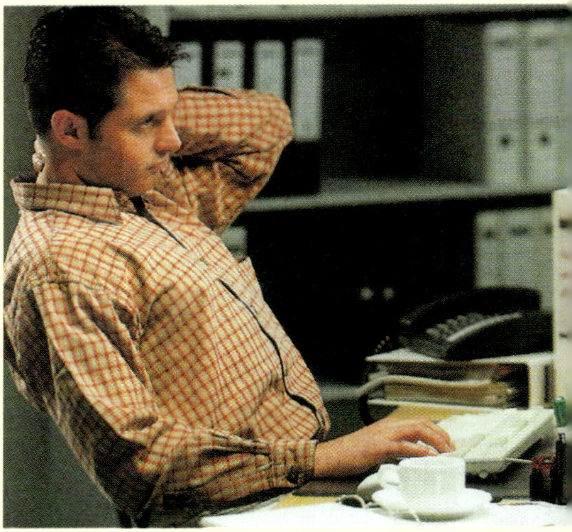

Wenn Sie schon länger mit Ihren Nackenproblemen zu kämpfen haben, sind Sie sicherlich daran interessiert, etwas an der unangenehmen Situation zu verändern. Doch diese Beschwerden resultieren aus einem – oft jahrelangen – falschen Verhalten. Bequemlichkeit spielt ebenfalls eine große Rolle, wenn es darum geht, diese liebgewonnenen Verhaltensmuster wieder loszuwerden. Es wird Sie schon einigen Aufwand kosten, Ihr Leben künftig nackenfreundlicher zu gestalten. Rücken und Nacken sind eine untrennbare Einheit, deshalb ist es zur Behebung und Prävention von Nackenschmerzen wichtig, mit gezielten Übungen die gesamte Muskulatur des Bewegungsapparates zu kräftigen. Das Ziel, nackenfreundlich zu leben, läßt sich nicht von heute auf morgen erreichen. Doch mit einigen kleinen psychologischen Tricks können Sie es schon bald schaffen.

Schritt für Schritt zum Erfolg

Wichtig für jede angestrebte Art der Verhaltensänderung: Nehmen Sie sich am Anfang nicht zuviel vor. Sicherlich müssen Sie sich Ziele abstecken, aber diese sollten nicht in utopischer Ferne liegen, sondern erreichbar sein. Beginnen Sie mit einem Aspekt und versuchen Sie nicht, alles auf einmal zu erreichen. Wenn Sie den ersten Schritt geschafft haben, nehmen Sie den nächsten in Angriff, bis Sie das Ziel erreicht haben.

Üben Sie Selbstkritik

Seien Sie kritisch mit sich selbst, aber bleiben Sie immer fair dabei. Überprüfen Sie jeden Tag, ob Sie Ihrem Ziel wieder ein Stück nähergekommen sind. Am Anfang kann Ihnen ein kleiner Plan hilfreich sein, in dem Sie Ihre Beobachtungen eintragen. Schreiben Sie jeden Tag auf, ob Sie z.B. während der Autofahrt oder am Arbeitsplatz selbst auf Ihren Nacken und Ihre Hal-

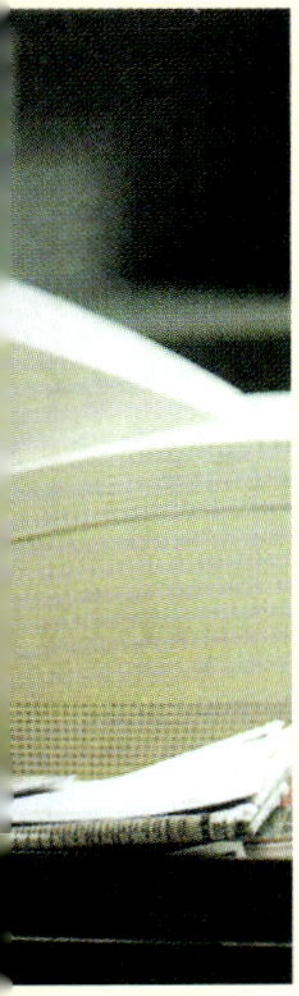

tung geachtet haben. Haben Sie sich ausreichend bewegt und die geplanten Übungen ausgeführt?

Rechnen Sie mit Ihrem Nacken

Der Gedanke an Ihren Nacken und damit an ein Verhalten, das Ihrem Nacken guttut, sollte zum festen Bestandteil Ihres Tagesablaufes werden. Ihr Ziel sollte es sein, den bewußten Umgang mit Ihrem Nacken soweit zu verinnerlichen, daß Sie den Tag schon mit ein paar kleinen Lockerungsübungen beginnen, z.B. immer nach dem Aufwachen. Auch im Büro kann man sich jeden Tag fünf Minuten Zeit nehmen, um kurz abzuschalten und zu entspannen. Kleine Hilfen wie z. B. eine kleine Wäscheklammer an Ihrem Computer-Monitor erinnern Sie daran, dynamisch und gerade zu sitzen. Beenden Sie Ihren Tag ebenfalls mit ein paar Übungen, einem warmen Entspannungsbad oder hören Sie 10 Minuten Musik, während Sie in entspannter Position auf dem Rücken liegen.

Was Du heute kannst besorgen ...

Sie kennen das bestimmt: Wie oft hat man sich schon vorgenommen: „Ab morgen fange ich endlich an, Sport zu treiben!“. Ist es dann soweit, werden die Pläne verschoben ... auf morgen! Wenn Sie etwas für Ihren Nacken, Ihre Gesundheit und Ihr Wohlbefinden tun möchten, genügt es leider nicht, die Empfehlungen und Übungen in unserem Buch nur nachzulesen – Sie müssen Sie auch in die Tat umsetzen! Je eher Sie damit beginnen, um so schneller werden sich erste kleine Erfolge einstellen. Lesen Sie sich die praktischen Tips, die Sie in diesem und den nächsten Kapiteln finden, aufmerksam durch und entscheiden Sie selbst, womit Sie beginnen. Vielleicht verändern Sie erst einmal Ihren Arbeitsplatz und stellen Ihr Telefon höher. Probieren Sie das dynamische Sitzen aus oder optimieren Sie den Abstand zum Monitor. Oder entspannen Sie am Abend mit 15 Minuten Progressiver Muskelrelaxation.

Durchhalten bringt Erfolge

Auch wenn die Umgewöhnung am Anfang schwerfällt: Werfen Sie nicht gleich die Flinte ins Korn! Seien Sie stolz auch auf kleine Erfolge und belohnen Sie sich selbst – z. B. mit einem schönen Blumenstrauß. Kleine Rückschläge können und werden vorkommen. Lassen Sie sich nicht beirren und behalten Sie Ihr Ziel im Auge – sich wohler zu fühlen ohne Nackenschmerzen!

Entspannung ist lernbar – Verspannung aber auch

Unsere nicht verarbeiteten Ängste – in diesem Fall die Flugangst – kann sich ein Pilot gar nicht leisten. Er hat in seinem Berufsleben gelernt, Ängste abzubauen und so kritische Situationen besser zu verarbeiten.

Kennen Sie auch die Angst vor dem Fliegen? Wenn Sie bei einer stürmischen Landung kaum mehr zu atmen wagen, Ihre Hände feucht werden, Sie kaum mehr den Kopf wenden, um einen hastigen, ängstlichen Blick aus dem Fenster zu werfen, wenn Sie die Fußsohlen gegen den Boden stemmen und die Pobacken zusammenkneifen? Sicher verspüren viele von Ihnen immer wieder die gleichen negativen Gefühle, obwohl Sie sich eigentlich schon längst an die Situation hätten gewöhnen müssen. Ich bin mir fast sicher, daß Sie schon beim Gedanken an die nächste Landung Ihre Schultern hochziehen. Der Beruf des Piloten wird oft bezeichnet als Beruf zwischen tödlicher Langeweile und schweißgebadetem Hemd – so mag es wohl früher gewesen sein. Gute Fluggesellschaften allerdings trainieren ihre Piloten in Simulatoren, in denen sie jede auch noch so verzwickte Situation nachahmen können und lernen, mehr oder minder gelassen, das bedeutet entspannt, die Situation zu meistern.

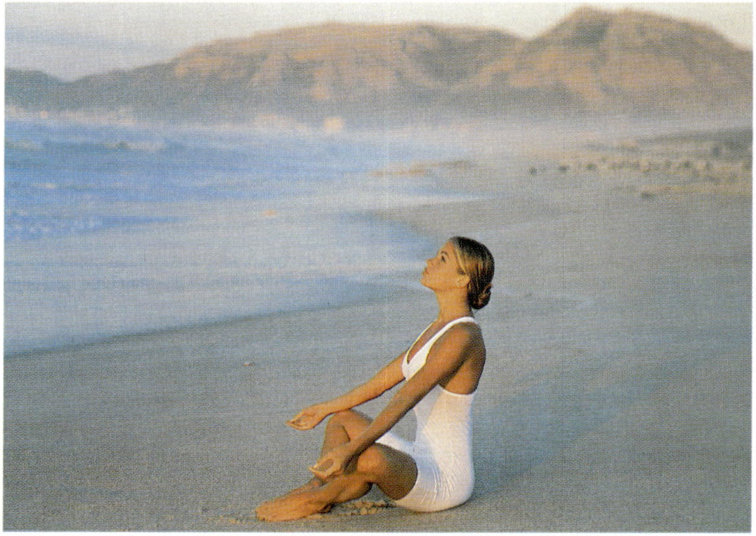

Eine jahrelang antrainierte Verspannung läßt sich nicht von heute auf morgen beheben. Mit gezielten Entspannungsübungen sind Sie aber auf dem richtigen Weg.

Auch hier ist wieder der Kopf gefragt

Es ist also möglich, die scheinbar unwillkürliche Verspannung wie auch andere psychovegetative Reaktionen positiv zu beeinflussen. Einen Weg dazu stellt die Progressive Muskelentspannung nach Jacobson dar. Der Übende muß sich zunächst bewußt machen, welchen Spannungsgrad seine Muskulatur zum momentanen Zeitpunkt aufweist. Beim Spannungskopfschmerz z.B. bemerken wir nicht die Ursache – nämlich die Spannung unserer verspannten Nackenmuskulatur –, sondern erst deren Folge, den Kopfschmerz. Bei der Methode nach Jacobson versucht man willkürlich den Muskel anzuspannen, die erzeugte Spannung für einige Sekunden zu halten und sie dabei bewußt zu fühlen, um sie danach ebenso bewußt wieder zu lösen. Dieses bewußte Anspannen bewirkt im Anschluß eine Ermüdung und damit Entspannung der Muskeln. „Progressiv" deshalb, weil man sich dabei – fortschreitend von den Kopf- bis zu den Fußmuskeln – regelrecht durch die einzelnen Muskelpartien „durcharbeitet". Gesicht und Nackenregion spielen bei der Progressiven Muskelentspannung eine zentrale Rolle. Die Übungen dauern etwa 30 Minuten und können praktisch überall durchgeführt werden; selbst für Autofahrer gibt es spezielle Übungsmöglichkeiten, die die Aufmerksamkeit nicht von der Straße ablenken. Zum Einstimmen in die Progressive Muskelentspannung empfehle ich Ihnen, allgemein gebräuchliche Formeln zum Entspannen zu verwenden. Diese Formeln können auch unabhängig von der Progressiven Muskelentspannung jederzeit sinnvoll angewandt werden.

Jede Entspannung beginnt immer zuerst im Kopf.

Formeln zum Abschalten

... ich bin ganz ruhig und entspannt ..., es atmet mich ...,
... meine Stirn ist angenehm kühl ...
(Die Formeln am besten jeweils 6mal wiederholen)

Progressive Muskelentspannung

Morgens quengeln die Kinder, im Büro nerven die Kollegen, und am Abend schließlich bringt der Partner seine schlechte Laune mit nach Hause – das ist Streß pur. Psychischer Streß, der sich dann oft in körperlichen Beschwerden, wie z. B. Nackenschmerzen, äußert. Dazu kommt es, weil man unter Streß unbewußt die Muskeln anspannt. Diese verhärten und rufen Schmerzen hervor – erneute Anspannung mit noch mehr Schmerzen ist vorprogrammiert! Die Progressive Muskelentspannung ist eine bewährte Entspannungsmethode, die hilft, Streß und Verspannungen wirksam abzubauen.

Streß nervt – und verspannt

Ähnlich wie Feldenkrais beschäftigte sich auch der Begründer der Progressiven Muskelentspannung, der Arzt Edmund Jacobson, intensiv mit Aufbau und Funktion unserer Muskeln. Seine Erkenntnis: Sind wir innerlich angespannt – z. B. durch Streß –, spannen wir auch unwillkürlich bestimmte Muskeln an. Die Konsequenz: Nur durch bewußtes Entspannen können auch die Muskeln und damit der ganze Mensch entspannen. Gerade bei Erkrankungen, die mit einer vermehrten Spannung einhergehen, wie z. B. nervöser Unruhe, Angstzuständen, schmerzhaften Verspannungen des Bewegungsapparates, aber auch bei erhöhtem Blutdruck wird diese Methode sehr erfolgreich eingesetzt. Zudem werden Stoffwechsel und Immunsystem angekurbelt.

Entspannt durch Anspannung

Das Prinzip ist ganz einfach: In einer bestimmten Reihenfolge werden einzelne Muskelpartien nacheinander für einige Sekunden bewußt angespannt. Das anschließende – wiederum bewußte – Loslassen dieser Spannung bewirkt eine tiefe Entspannung, die die Muskeln lockert und einem die innere Ruhe wiedergibt. Ein großer Vorteil dieser Methode: Sie ist einfach zu erlernen und zeigt in der Regel bereits nach der ersten Anwendung Erfolge. Nach und nach entwickelt man zudem ein ausgeprägteres Körperbewußtsein und kann Spannungszustände schneller erkennen, beheben und auch vermeiden.

Tiefe innere Ruhe

Wer konsequent 10 – 15 Minuten in seinem Tagesablauf für die Übungen investiert, wird sich schon bald ruhiger und ausgeglichener fühlen. Die Verspannungen werden nachlassen.

Wie man noch loslassen kann

Entspannung ist also nicht nur für unsere Psyche wichtig, auch der Körper muß von seiner permanenten Anspannung befreit werden. Um richtig zu entspannen, muß man also immer beides – Körper und Psyche – ansprechen. Nur wer sich ausgeglichen und zufrieden fühlt, wird innerlich loslassen können und damit auch die äußere Anspannung verlieren. Neben der Progressiven Muskelentspannung nach Jacobson, die wie gesagt leicht erlernbar ist und in relativ kurzer Zeit zum Erfolg führt, eignen sich auch Yoga oder Autogenes Training als bekannte Entspannungsmethoden. Die Yoga-Übungen setzen sich zusammen aus Körperübungen, Atmungs- und Entspannungsübungen, die eine harmonisierende Wirkung haben. Sie kräftigen und machen beweglich und fit für den Alltag. Auch beim Yoga wird also nicht nur geistige, sondern auch körperliche Beweglichkeit angestrebt, die zu einer dauerhaften Entspannung führt.

Zu den ebenfalls bewährten Entspannungsmethoden zählen Yoga und Autogenes Training.

Neue Kraft durch Selbstsuggestion

Beim Autogenen Training arbeitet man mit Selbstsuggestion. Das bedeutet, durch das innerliche Hersagen bestimmter Formeln wie „Ich bin ganz ruhig" oder „Mein Körper wird schwer" versetzt man sich in einen Entspannungszustand. Atmung und Puls werden langsamer, die Muskeln werden stärker durchblutet. Diese Methode ist etwas schwieriger zu erlernen und erfordert einige Disziplin, ist jedoch bei richtiger Anwendung eine der effektivsten Arten, gelassen und ausgeglichen zu werden. Die bei dieser Autosuggestion angewandten Formeln werden im Unterbewußtsein gespeichert und können so auch tiefer sitzende Probleme lösen helfen. Autogenes Training sollte man unter erfahrener Anleitung lernen, um es später dann auch alleine wirkungsvoll einsetzen zu können. Inzwischen bieten viele Einrichtungen wie Volkshochschulen oder Rückenschulen solche Kurse an.

Die beim Autogenen Training verwandten Formeln verankern sich im Unterbewußtsein und können so verinnerlicht z. B. auch bei einer angestrebten Gewichtsreduzierung helfen („Ich möchte weniger essen und fühle mich wohl dabei").

Hilfe aus Fernost – Taiji Qigong

Lernen kann man Taiji Qigong zum Beispiel in Volkshochschulen.

Die jahrtausendealte chinesische traditionelle Medizin wußte schon immer um den Zusammenhang von Körper, Geist und Seele. Taiji Qigong ist ein wesentlicher Bestandteil dieser Medizin, der alle diese drei Bereiche anspricht. Einfache Körperübungen, die langsam und konzentriert ausgeführt und beharrlich geübt (Gong) werden, helfen, die eigene Lebenskraft (Qi) bewußter wahrzunehmen und zu stärken. Die Übungen kann man gezielt zur Meditation und geistigen Sammlung, aber auch zur Gesundheitsvorsorge einsetzen. Trainiert werden die Körperhaltung und die Beweglichkeit; dabei verbessert sich die Konzentrationsfähigkeit, Kreislauf und Blutdruck werden reguliert, die Immunabwehr wird gestärkt.

Mit Streßmanagement die Last vom Halse schaffen

Entspannung kann man nicht erzwingen. Zeigen Sie Experimentierfreude: Nicht jede Entspannungsmethode ist für jeden gleich gut geeignet. Finden Sie heraus, was zu Ihnen paßt und was Ihnen Spaß macht.

Wollen Sie immer „mit dem Kopf durch die Wand", so werden Sie sich mit der Nackenentspannung anfangs schwer tun, denn mit dem Kopf durch die Wand zu gehen erfordert stark angespannte Nackenmuskeln. Haben wir „Ärger am Hals", sind alle Streckmuskeln aktiviert, während die „Angst im Nacken" die Schultern bis zu den Ohren zieht. Durchsetzungsrituale, Ärger und auch Angst zählen zu den Haupt-Streßfaktoren. Als zusätzliche Stressoren kommen noch Lärm, Hektik, Leistungs- und Zeitdruck hinzu. Gerade im Arbeitsleben führt das dazu, daß man schnell zuviel „am Halse" hat. Von diesen Lasten sollte man sich früh genug befreien.

Denn all diese Stressoren befallen das Limbisches System unseres Gehirns wie bösartige Viren. Unter dem Limbischem System verstehen wir einzelne Gehirnareale, die das produzieren, was wir unter Emotion oder Gefühlsleben verstehen. Jedes dieser Areale hat eine spezielle und eine allgemeine Rolle in der Funktion des zentralen Nervensystems. Einige dieser Funktionen betreffen das Gedächtnis, einige die Gefühle, die vegetativen Regulationsmechanismen, andere wiederum den Ausdruck durch Bewegung und die Körpersprache. Das „Herz" des Limbischen Systems ist der Hypothalamus. Das vegetative System, das von unserer willentlichen Beeinflussung ausgeschlossen ist, ist der Motor für Flucht, Kampf, Angst, Hunger, Durst, Sexualreaktionen und viele andere mehr. Alle diese Reaktionen finden ihren Ausdruck mit Hilfe von glatter (Herz, Gefäße) oder quergestreifter (Muskeln) Muskulatur. Das Limbische System spricht zu uns durch das vegetative Nervensystem, Emotionen verändern Herzfrequenz und Blutdruck, Muskelspannung, Haltung und Bewegung. Streß kann also nicht nur durch innere Entspannung behoben werden. Wir müssen auch die äußeren Umstände verändern, die zwar teilweise selbst verschuldet sind, uns andererseits aber auch von anderen aufgezwungen werden.

Damit Streß nicht krank macht, sollten Sie Ihre Einstellungen zu den Dingen überprüfen und gegebenenfalls ändern.

Am Anfang steht die Streßanalyse

Die Streßanalyse ist die wesentliche Voraussetzung zur Streßbewältigung. Wirksame Streßbewältigung erfordert also zunächst eine Analyse des eigenen Verhaltens, auf der dann gezielt neue Handlungsmuster aufgebaut werden können. Man muß Wege zur Belastungsreduzierung finden, dazu muß man die Problemlösung systematisch angehen. Hierzu gehört, das Problem zu beschreiben, Lösungsmöglichkeiten zu erarbeiten, um schließlich aus der Vielzahl der Lösungsmöglichkeiten die richtige Bewertung und damit die richtige Lösung zu finden. Ein aufgestellter Handlungsplan hilft uns bei der Umsetzung, der Erfolg sollte überprüft werden können. Zum Streßmanagement gehört in erster Linie das Zeitmanagement. Hierbei geht es darum, seinen Tagesablauf klar zu strukturieren und sinnvoll zu koordinieren.

Wer es schafft, sich seine Zeit sinnvoll einzuteilen, erhält einen übersichtlich geregelten Tagesablauf und verhindert dadurch übermäßigen Streß durch falsche Planung und Zeitverschwendung.

Streßbewältigung durch Zeitmanagement

Wer Streß abbauen will, muß zuerst überprüfen, wie er mit seiner Zeit umgeht: geschieht es eher klar strukturiert und durchdacht oder doch verschwenderisch und unüberlegt? Letzteres wird wohl auf die meisten von uns zutreffen. Hier die häufigsten Gründe für Zeitverschwendung:

- Besprechungen, Konferenzen
- Besucher, Telefonate
- Überflüssiger Kleinkram aufgrund mangelnder Delegation
- Unordentlicher und unübersichtlicher Schreibtisch
- Fehlende Zielsetzungen
- Mangelnde Prioritäten
- Unentschlossenheit
- Hang zum Perfektionismus
- Mangelnde Selbstdisziplin
- Zuviel auf einmal anfangen wollen
- Nicht nein sagen können
- Unklare Verantwortungsabgrenzung
- Verstrickung in Routine und Details
- Fehlende Kontrolle über Arbeitsfortschritte
- Fehlende Kommunikation / Informationsaustausch mit anderen
- Störungen von außen

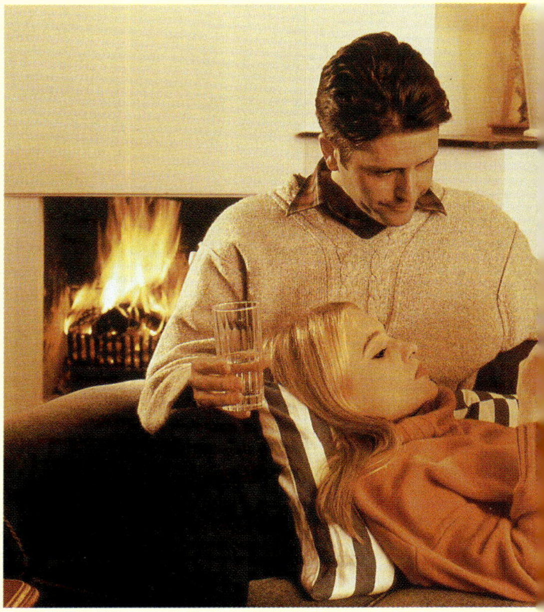

Abhilfe tut not

So kann es also nicht gehen. Wer sich immer mehr in Details verzettelt, verliert dabei schnell den Überblick und das eigentliche Ziel und wird über kurz oder lang mit Streßsymptomen zu kämpfen haben. Abhilfe kann hier ein ausgeklügeltes Zeitmanagement schaffen. Es soll Lösungsmöglichkeiten aufzeigen, mit denen sich Zeit gewinnen läßt, was wiederum ein ökonomischeres – und vor allem streßfreieres – Arbeiten zur Folge hat. Die Aufgaben werden wieder überschaubar, die Effizienz der Arbeit steigt.

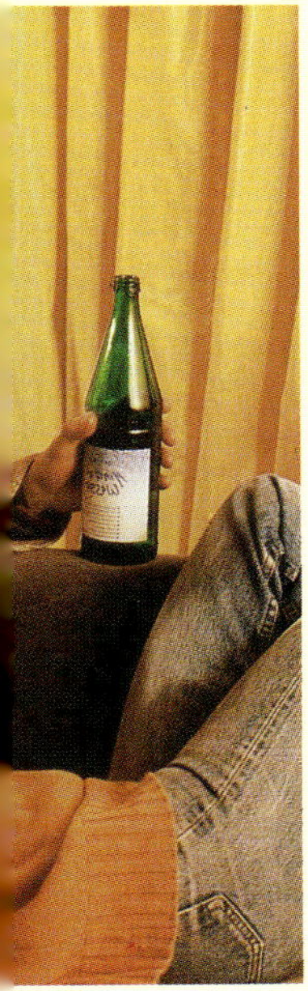

Diese einfache Strategie des Zeitmanagements setzt auf folgende vier Prioritäten:

- Zeitbewußtsein entwickeln
- Nie versuchen, mehrere Ziele gleichzeitig zu erreichen
- Rangordnung für die anliegenden Arbeiten schaffen
- Positive Selbst- und Fremdkontrolle schaffen

So gewinnt man Zeit

- Morgens richtig anfangen
- Unerledigtes sichtbar machen
- Den Arbeitsplatz sinnvoll organisieren
- Tages- und Wochenpläne aufstellen
- Checklisten erarbeiten
- Soll- und Kannvorsätze erarbeiten
- Wissenschaftliche Erkenntnisse nutzen
- Arbeiten delegieren und weitergeben
- Unliebsame Aufgaben nicht vor sich herschieben, sondern angehen
- Erfolgreich mit anderen arbeiten
- Systematische Problemlösung betreiben
- Systematische Fehleranalyse anwenden
- Gute Arbeit anerkennen
- Den eigenen Arbeitsrhythmus kennen und nutzen
- Abends richtig aufhören
- Nicht ablenken lassen
- Wichtiges festhalten
- Wichtiges / Unwichtiges gewichten
- Mit der eigenen Energie haushalten
- Ordnung halten

Mehr Zeit für sich

Wenn Sie gelernt haben, Wichtiges von Unwichtigem zu unterscheiden und Prioritäten zu setzen, werden Sie feststellen, daß Sie plötzlich wieder mehr Zeit für die schönen Dinge des Lebens haben.

Und das wirkt sich auch positiv auf Ihr Privatleben aus, denn nun können Sie es sich auch mal erlauben, einen gemütlichen Abend mit dem Partner zu verbringen – ohne dabei mit schlechtem Gewissen an die unerledigte Arbeit zu denken. Ganz nebenbei bauen Sie auch noch Streß ab, verlieren nach und nach Ihre Anspannung und damit auch die Schmerzen. Anstatt wie bisher einen Großteil Ihrer kostbaren Zeit mit unnötigen Dingen oder uneffektivem Arbeiten zu vergeuden, gewinnen Sie Zeit und damit ein ganzes Stück Lebensqualität zurück – zur Freude Ihres Nackens.

Der Nacken – Stimmungsbarometer und Wetterfrosch

Ein kleiner Trost: Wetterfühligkeit soll mit zunehmendem Alter abnehmen.

Unser Nacken ist ein regelrechtes Stimmungsbarometer, das können wir leicht daran feststellen, wie schnell es unter Streß zu Verspannungen und Verkrampfungen gerade in diesem Bereich kommt. Doch nicht nur Streßfaktoren und innere Anspannung machen dem Nacken zu schaffen – auch dem Wetter kommt in diesem Zusammenhang eine große Bedeutung zu.

Schon das Alte Testament weist im Buch Hiob auf Zusammenhänge zwischen Medizin und Meteorologie hin. Biometeorologische Faktoren gibt es zweifelsohne, sie zu beeinflussen und zu therapieren ist jedoch wesentlich schwieriger, als einfach Tabletten zu schlucken. In verschiedenen Untersuchungen hat man festgestellt, daß bestimmte Wetterlagen auf viele Menschen Einfluß auf ihr Wohlbefinden und ihre Gesundheit ausüben – Stichwort Wetterfühligkeit.

Alle Methoden, die das Herz-Kreislauf-System so richtig ankurbeln, können helfen, die Beschwerden bei Wetterfühligkeit zu mildern. Denn ein kräftiger Organismus übersteht Wetterwechsel besser.

Während sich bei dem einen eine Schlechtwetterfront mit Kopfschmerzen ankündigt, reagiert der andere bei einem Wechsel zu schönerem Wetter mit einer Kreislaufschwäche. Wer zu Verspannungen und Nackenproblemen neigt, wird sicherlich auch schon einmal festgestellt haben, daß die eine oder andere Wetterlage dem Nacken nicht so gut bekommt und er sich mit vermehrten Schmerzen bemerkbar macht. Um dem Wetter den Angriffspunkt am Nacken zu nehmen, hilft nur eines: raus an die Luft und abhärten.

Tips gegen Wetterfühligkeit

- **Saunabaden**
- **kalt-warme Wechselduschen**
- **Trocken-Bürstungen der Haut**
- **Kneipp-Anwendungen**
- **Sonnenbaden (in Maßen, Sonnenschutz nicht vergessen!)**

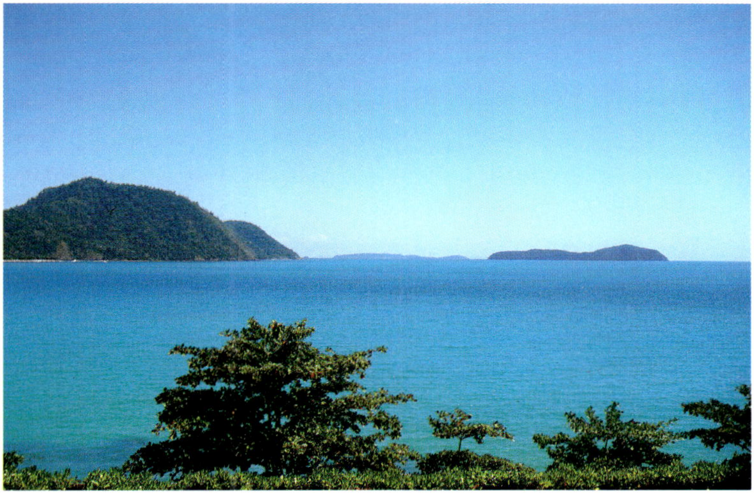

Sommer, Sonne, blauer Himmel – bei dieser Wetterlage fühlen wir uns am wohlsten und haben die wenigsten Beschwerden.

Abhärtung muß sein

Auch wenn's draußen stürmt und schneit – versuchen Sie, sich jeden Tag mindestens eine halbe Stunde an der frischen Luft zu bewegen. Die Bewegung bringt den Kreislauf in Schwung und versorgt den Körper mit dem lebensnotwendigen Sauerstoff. In der warmen Jahreszeit halten wir uns ohnehin mehr im Freien auf. In der Regel fühlen wir uns in den warmen Monaten aktiver und haben auch weniger gesundheitliche Probleme. Aber kommen dann die kalten Monate, verkriechen wir uns zu Hause, gehen nur hinaus, wenn es unbedingt sein muß, und verbringen den Großteil im Sitzen oder Liegen. Gerade in dieser Zeit klagen die Menschen dann vermehrt über schmerzhafte Nackenprobleme, bedingt auch durch lange Fernsehabende.

Wer Regen, Schnee und Kälte trotzt und sich viel draußen bewegt, stärkt sein Immunsystem und wird seltener krank.

Das Immunsystem hat gerade bei schlechtem und kaltem Wetter ohnehin mehr zu tun. Es muß gerade jetzt verstärkt gegen Eindringlinge wie Viren und Bakterien kämpfen, da bleibt die Schmerzbekämpfung schon mal auf der Strecke. Daher ist es notwendig, sich regelmäßig zu bewegen, um den Stoffwechsel anzure-

Die Bewegung und die vermehrte Sauerstoffzufuhr lockern verspannte Muskeln.

gen und das gesamte Herz-Kreislauf-System zu stärken. Die Immunabwehr im Körper wird angekurbelt, zudem werden Selbstheilungskräfte im Körper aktiviert, die helfen, Schmerzen zu lindern. Die Bewegung verhindert, daß wir „einrosten" und uns gar nicht mehr bewegen können. Durch den Aufenthalt im Freien werden auch die Muskeln vermehrt mit Sauerstoff versorgt, dadurch können Verspannungen gelockert werden. Außerdem hilft ein kleiner Spaziergang – z. B. auch in der Mittagspause – die kleinen grauen Zellen wieder aufzutanken. Man gewinnt schnell Abstand, und Kleinigkeiten, über die man sich gerade noch geärgert hat, erscheinen nicht mehr so wichtig.

Jeden Tag ein kurzer flotter Spaziergang – und Sie bleiben fit.

Der Nacken unter Strom

Der Mensch selbst kann auch als eine variable elektrische Größe betrachtet werden. Als solche lebt er in einem luftelektrischen Feld, das sich zwischen der Erdoberfläche, die negativ geladen ist, und der Ionosphäre mit positiver Ladung bewegt. Die Spannung zwischen diesen beiden Polen variiert in einem gewissen Bereich. In diesem Spannungsfeld bewegen sich Ionen, das sind positiv oder negativ geladene Teilchen. Ein ideales biologisches Verteilungsverhältnis ist dann gegeben, wenn die Relation zwischen diesen Ionen bei 60 negativen zu 40 positiven liegt.

Eine Zunahme der positiven Ionen geht mit einer Steigerung des Schmerzempfindens einher. Zudem werden bei der Schmerzauslösung auch die sogenannten „spherics", die atmosphärischen Impulsstrahlungen, diskutiert, die sich besonders an den Grenzflächenpotentialen an Zellwänden und Nervenverknüpfungen auswirken sollen. Sicher ist, daß die Konstitution des einzelnen auch seine Wetterfühligkeit mitbestimmt. Unser Körper besitzt eine Hautoberfläche von ca. 2 m^2, diese ist dicht bestückt mit allerlei Sensoren (Fühlern), um alle spürbaren und auch nicht spürbaren Reize wahrzunehmen und aufzunehmen. Ist der Körper von Seiten

Mit dem Elektromyogramm oder dem Elektrokardiogramm kann man Ströme, die in unserem Körper erzeugt werden, sichtbar machen. Spezielle Geräte dienen dazu, diese Ströme abzulesen.

seiner Konstitution und seiner Organe, auch seiner Muskulatur her gesund, so kann er diese auf ihn eindringenden Fremdenergien zwar als Zusatzreiz aufnehmen, er wird sie aber nicht überschießend beantworten oder gar unökonomisch verarbeiten. Eine verspannte Nackenmuskulatur ist schon bereits deshalb verspannt, weil der Mensch an sich verspannt ist; diese Muskulatur verarbeitet von außen kommende Reize unökonomisch und mit überschießender Reizbeantwortung, nämlich mit Schmerz.

Im Lot durch Haltungsverbesserung

Gesundheit beginnt nicht nur im Kopf, sondern auch im Fuß. Oder hätten Sie gedacht, daß Kopfschmerzen durch Fehlstatik der Füße entstehen können? Fußfehlstellungen beeinflussen die Wirbelsäule in einem erheblichen Maße. Fußfehler werden über Muskelketten von der Wirbelsäule kompensiert, wobei sich die Kompensation der Wirbelsäule sogar bis in die Kopfgelenke ausdehnen und auch dort zu Beschwerden führen kann.

Schuhe, die nicht richtig passen, können zu Wirbelsäulenschäden und damit zu Schmerzen im gesamten Bereich des Rückens führen.

Bewegungstest für den Nacken

Stellen Sie sich gerade und aufrecht hin. Nun testen Sie die Drehbeweglichkeit Ihrer Halswirbelsäule, indem Sie den Hals zuerst nach links und rechts drehen. Nun neigen Sie den Kopf zur Seite – einmal nach links und einmal nach rechts. Zum Schluß neigen Sie den Kopf nach vorne und nach hinten. Bei der Seitdrehung sollte das Kinn fast die Schulter erreichen, bei der Seitneigung sollte der Abstand zwischen Ohr und Schulter etwa eine Handbreit sein. Beim Vorneigen sollte das Kinn das Brustbein berühren und bei der Rückwärtsneigung sollte etwa eine Handbreit Abstand zwischen Hinterkopf und Rücken sein.

Will man eine Haltungsverbesserung anstreben, darf man also nicht nur die Wirbelsäule isoliert betrachten, sondern der gesamte Körper und Bewegungsapparat sind gefragt. Ein effektives Muskeltraining sollte darauf abzielen, die physiologische Wirbelsäulenform zu erhalten bzw. sie wiederherzustellen.

Hier sehen Sie, welche Folgen eine falsche Sitzhaltung haben kann. Eine Haltungsverbesserung sollte daher nicht nur für stehende Tätigkeiten, sondern ganz besonders auch für die sitzenden angestrebt werden.

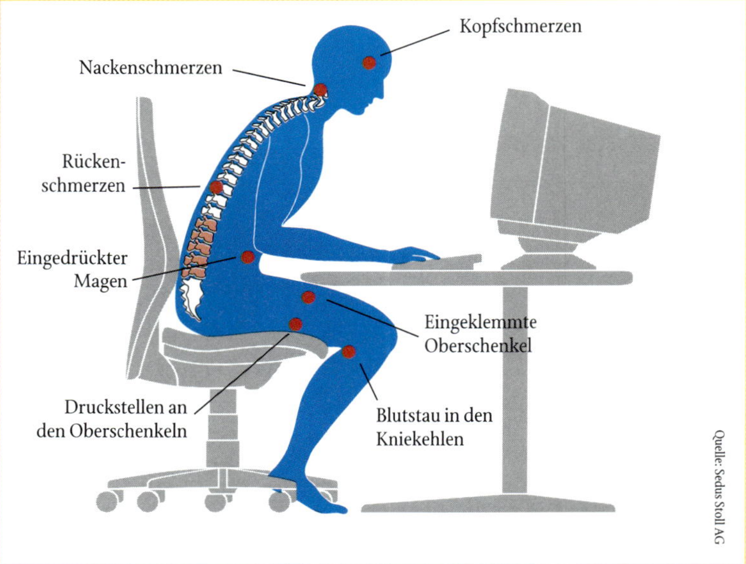

Grünes Licht für den roten Faden

Unser Ziel sollte es sein, den Körper und damit die Wirbelsäule im dynamischen Lot zu halten.

Stellen Sie sich vor, Sie werden wie eine Marionette an unterschiedlich langen Fäden geführt. Am roten Faden, der in der Mitte Ihres Schädeldaches fixiert ist und durch Ihren Körper hindurchgeht, gehen Sie aufrecht als Homo erectus (aufrecht gehender Mensch) durchs Leben. An diesem roten Faden hängend formt sich die Wirbelsäule in ihre bekannte S-Form. Der Kopf steht über dem Rumpf, der Rumpf wiederum über dem Becken, das Becken schließlich über den Füßen. Ist der Faden straff gespannt, gehen wir gerade mit erhobenem Kopf und gerader Wirbelsäule. Bei lockerem Faden hingegen sinken wir in uns zusammen und krümmen die Wirbelsäule. Denken Sie also während des Tages immer wieder an den imaginären roten Faden, der Ihnen hilft, aufrecht durchs Leben zu gehen. Strecken Sie sich und Sie werden spüren, wie Sie gleich ein paar Zentimeter „länger" werden – und gerader.

Machen Sie mehrmals täglich den Marionetten-Trick: Denken Sie an den straff gespannten roten Faden auf dem Kopf und richten Sie Ihre Haltung danach aus.

Und dennoch kennen wir eine Vielfalt der äußerlichen Darstellung des Homo erectus – es gibt den Rundrücken, das Hohlkreuz und noch andere „Verformungen". Nach einem biologischen Grundgesetz krümmt sich eine jede Kreatur, auch der Mensch, der Erdanziehung gehorchend, wenn er sich nicht von einem roten Faden führen läßt. Dies bedeutet, daß sich alle Muskeln, die auf der Krümmungsseite (Yin) liegen, verkürzen und deshalb gedehnt werden müssen. Hierzu zählen die vorderen Halsmuskeln, die Brustmuskeln, Bauchmuskeln, die Hüftbeugemuskeln. Alle Übungen sind richtig, die eine aufrichtende Funktion haben und den Körper in der aufrechten Haltung stabilisieren (Yang). Dazu zählen die Pobacken, der Rückenstreckmuskel, die Muskeln, die die Schulterblätter fixieren, und die Nackenmuskeln. Um das Ganze in der muskulären Balance zu halten, sind Balanceübungen (Yin/Yang) erforderlich.

Freizeit – Gesundzeit

Wie bereits erwähnt, ist Bewegung das A und O, wenn es um Vorbeugung, aber auch Behebung von Nackenschmerzen geht. Wie Sie später noch sehen werden, kann man auch am Arbeitsplatz eine ganze Menge tun, um den Tagesablauf nackenfreundlicher zu gestalten. Aber vor allem in der Freizeit stehen zahlreiche Möglichkeiten zur Verfügung, in Bewegung zu bleiben und sich nackenfit zu machen. Hier muß jeder für sich selbst herausfinden, was ihm Spaß macht. Optimal ist die Sportart dann gewählt, wenn zusätzlich zum Spaß noch eine Kräftigung und Stabilisierung der Halswirbelsäule hinzukommt. Auf keinen Fall sollte ein Sport die Mus-

Ein ausgewogenes Zusammenspiel von Bewegung am Arbeitsplatz und in der Freizeit läßt Nackenschmerzen keine Chance.

Als Anfänger sollten Sie zuerst eine Sportart wählen, die Ihre Ausdauer und Kondition trainiert, wie z. B. Schwimmen, Radfahren oder Walking (rasches Gehen).

kulatur überbeanspruchen, denn dann drohen Schäden und Schmerzen. Falsch betriebener Aktionismus wäre hier aber falsch angebracht. Wichtig ist es, eine Sportart zu wählen, die dem Nacken nützt und ihm nicht zusätzlich z. B. durch einseitige Belastung schadet. Es gibt eine Reihe von Sportarten, die man auch Menschen mit Nackenproblemen empfehlen kann. Wichtig ist immer, daß Sie – besonders, wenn Sie Anfänger sind – den Sport am besten unter fachkundiger Anleitung erlernen, um die Bewegungen korrekt ausführen zu können. Nur dann können Sie sichergehen, alles richtig zu machen – zum Wohle Ihres Nackens.

Nackenfit durch richtigen Sport

- **Laufsportarten: Walking, Jogging, Laufdisziplinen der Leichtathletik, Berggehen**
- **Schwimmen (wichtig: Den Kopf beim Brustschwimmen nicht in den Nacken nehmen), am besten für den Nacken ist Rückenschwimmen**
- **Ballspiele: Volleyball, Faustball, Basketball, Handball, Fußball (Verletzungsgefahr der Halswirbelsäule beim Leistungssport gegeben), Tennis, Badminton, Golf**
- **Wintervergnügen: Skilanglauf**
- **Sommersportarten: Segeln, Surfen (Vorsicht bei Zugluft und Kälteeinwirkung), Kanu, Kajak, Rudern**
- **Ganzjährig: Gymnastik (speziell für die Wirbelsäule), Aerobic**
- **Spezialsportarten: Fechten, Bogenschießen, Skisport (alle drei sind mit Einschränkung „nackenfreundlich“, bedingt durch die einseitige Haltung, sofern keine Ausgleichsgymnastik stattfindet), Klassisches Ballett, Tanz (eingeschränkt, weil die meist einseitige Belastung des Haltearmes zu Verspannungen führen kann).**

Die meisten Sportarten kräftigen die Muskulatur – vorausgesetzt, sie werden richtig ausgeübt.

Der nackenfreundliche Arbeitsplatz

Jeder, der seine berufliche Tätigkeit zu einem überwiegenden Teil im Sitzen – in der Regel an einem Schreibtisch, dazu oft auch noch vor dem Computer-Monitor – ausübt, kennt das Problem: Morgens sitzt man noch einigermaßen motiviert auf seinem Stuhl vor dem Bildschirm. Die Haltung ist dabei erwiesenermaßen noch besser und gerader als nach einem langen Arbeitstag. Je weiter der Tag jedoch vorrückt, desto mehr gerät man selbst in eine Vorneige – zum Leidwesen der Rücken- und Halsmuskulatur. Ob beim Schreiben auf der Computertastatur, beim starren Blick auf den Monitor oder wenn wir ein Schriftstück handschriftlich verfassen – meistens sitzen wir dabei alles andere als gerade. Entweder wird der Hals krumm gehalten, die Schultern hochgezogen oder aber die Muskulatur verkrampft beim Halten des Stiftes oder beim Arbeiten mit der Computer-Maus.

Eine gesundheitsorientierte Gestaltung des Arbeitsplatzes zielt darauf ab, mit wenigen effektiven Maßnahmen die Gegebenheiten zu optimieren, um eine möglichst rücken- und nackenfreundliche Umgebung zu schaffen.

Alle diese Tätigkeiten erfordern Höchstleistung von den Muskeln des Bewegungsapparates. Dabei könnte man mit der richtigen Haltung eine große Anzahl der schmerzhaften Muskelverspannun-

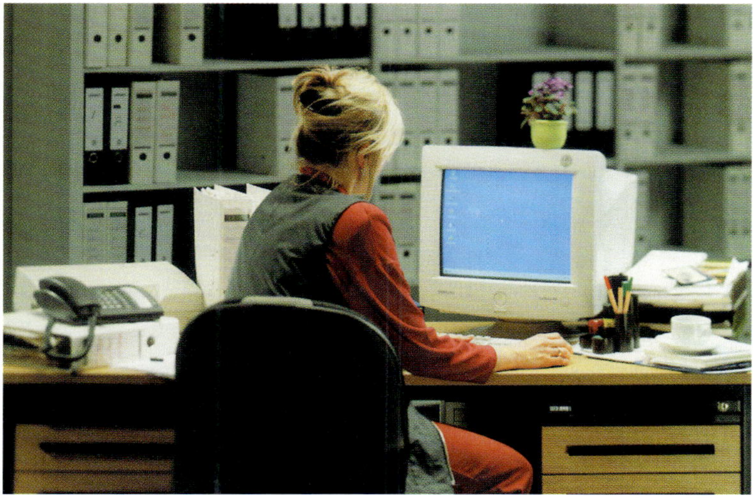

So verbringen die meisten ihren Tag im Büro: Mit krummem Rücken und schiefem Hals sitzt man viel zu nah vor dem Bildschirm. Außerdem findet man an einem solchen unübersichtlichen Arbeitsplatz nichts – außer der Kaffeetasse.

Besonders die Arbeit am Computer führt zu noch mehr Unbeweglichkeit. Ebenso starr wie der Blick auf den Monitor ist meistens auch die Körperhaltung.

gen vermeiden. Denn richtiges Sitzen entlastet die Wirbelsäule und hilft somit, bleibende Schäden wie z.B. ein schmerzhaftes Schulter-Arm-Syndrom, zu verhindern. Doch das Sitzen mit geradem Rücken ist auch nur scheinbar richtig. Denn selbst wenn Sie den ganzen Tag so verbringen, bekommen Sie nach einiger Zeit Rückenschmerzen. Das Zauberwort heißt Bewegung.

Bewegung? – Fehlanzeige!

Die Bewegung bleibt natürlich während eines 8-Stunden-Tages im Büro völlig auf der Strecke. Schauen Sie einmal auf die Uhr: Wie lange sitzen Sie während eines normalen Arbeitstages und wieviel Zeit verbringen Sie in Bewegung? Wahrscheinlich werden Sie auf ein niederschmetterndes Ergebnis kommen: Wir verbringen fast unsere gesamte Arbeitszeit im Sitzen. Dazu kommt noch die Fahrt zur Arbeit und nach Hause – im Sitzen. Abends lümmelt man dann „zur Entspannung" vor dem Fernseher. Kein Wunder, daß immer mehr Menschen über Schmerzen im Rücken- und Nackenbereich klagen. Diese Partien werden bei einer derartigen Belastung – unnötigerweise hervorgerufen durch Fehlhaltung, mangelnde Bewegung und andere Störfaktoren – über die Maßen stark beansprucht. Eine Hauptursache für schmerzhafte Erkrankungen der Halswirbelsäule wie auch des Rückens ist sicherlich die mangelnde Bewegung. Wir werden immer unbeweglicher – diese Aussage gilt sowohl für das Privat- wie auch das Arbeitsleben der meisten Menschen. Wer schon privat keine Ambitionen entwickelt, sich zu bewegen und regelmäßig eine Sportart auszuüben, der achtet meist auch im Berufsleben nicht auf ausreichende Bewegung. Doch gerade der sinnvolle Wechsel zwischen Sitzen – Stehen – Bewegen ist ein wichtiges Mittel zur Prävention dauerhafter Nackenschäden. Auf den folgenden Seiten werden Sie noch sehen, wie diese neue Form des bewegten Arbeitsplatzes aussehen kann, für die immer mehr Ärzte und Wissenschaftler im Hinblick auf ein schmerzfreies und gesundes Arbeitsleben plädieren.

In manchen Berufen verbringen die Menschen weit über 80 % ihrer Tätigkeit im Sitzen. Ein geringer Teil der Arbeitszeit wird im Stehen verbracht, die allerwenigsten sind während der Arbeit in Bewegung.

Weitere Störfaktoren

Zu den bisher genannten Kriterien eines ungesunden und unökonomischen Arbeitsplatzes – Fehlhaltung und mangelnde Bewegung – kommt noch ein drittes dazu. Wenn das Umfeld am Arbeitsplatz nicht stimmt, können einige Menschen darauf ebenfalls mit Störungen reagieren. Diese äußern sich meist in Verspannungen besonders des Nackenbereiches und können sehr schmerzhaft sein. Zu solchen Störfaktoren zählt unter anderem das Betriebsklima. Wer jeden Morgen mit einem unguten Gefühl seine Arbeit antritt, weil man ständig auf der Hut sein muß vor einem strengen Chef oder geschwätzigen mißgünstigen Kollegen, wird unweigerlich mit eingezogenem Nacken und hängenden Schultern das Büro betreten. Kommen noch Erfolgs- und Zeitdruck hinzu, ist Streß vorprogrammiert. Auch hier gilt es also, lästige Störfaktoren durch sinnvolle Maßnahmen auszuschalten, um somit Anspannung aus dem Arbeitsleben zu nehmen. Gehen Sie Konflikten im Büro nicht aus dem Weg, sondern suchen Sie gemeinsam nach Lösungen.

Mancher Ärger im Büro läßt sich durch ein klärendes Gespräch beheben.

Dynamik ist Trumpf

Man kann den Arbeitsplatz auch dahingehend verändern, daß man für gewisse Tätigkeiten – wie z.B. das Telefonieren – ein Stehpult anschafft. In solchen Fällen ist bereits eine deutliche Verlagerung der Zeit, die man im Sitzen verbringt, hin zu mehr Zeit im Stehen und in Bewegung zu verzeichnen. Dynamik im Büro belebt Wirbelsäule und Gelenke, ebenso die inneren Organe und nicht zuletzt das Gehirn. Sie stellt einen wesentlichen Faktor des Gesundheitsschutzes im Büro dar, denn sie bringt die berufliche, oft einseitige Belastung von Körper und Geist wieder in ein vernünftiges Gleichgewicht. Bewegtes Leben im Büro kann also die Gesundheit fördern und Lebensqualität zurückgeben. Schon in der Planung zukünftiger Büros sollten Anreize zu mehr Bewegung Eingang finden.

Nach einer anfänglichen Umgewöhnung an die veränderten Arbeitsverhältnisse wird sicher jeder bald die gesundheitlichen Vorteile eines dynamischen Arbeitsplatzes schätzen lernen.

Sitzen – aber richtig!

Eigentlich sollte man meinen, daß es keine besondere Kunst ist, zu sitzen. Noch bevor wir lernen zu laufen, können wir schon sitzen. Doch sitzen ist eben nicht gleich richtiges Sitzen. Falsches Sitzen in krummer Haltung hat viele Nachteile und birgt eine Menge gesundheitlicher Risiken:

- Wer über Jahre hinweg falsch sitzt, entwickelt über kurz oder lang einen Rundrücken.
- Die Wirbelsäule wird in ihrer gesamten Länge unnötig belastet, ebenso die Bandscheiben.
- Die zum richtigen Sitzen erforderliche Muskulatur (Brust-, Bauch-, Hüftbeugemuskeln) erschlafft und verkümmert.
- Innere Organe werden regelrecht eingeklemmt, wodurch es zu einer verminderten Durchblutung kommen kann.
- Der Rücktransport des Blutes von den Beinen wird eingeschränkt, was langfristig zu Krampfadern bis hin zu Thrombosen führen kann.
- Zusätzlich kann falsches Sitzen Kopf- und Nackenschmerzen, Müdigkeit, Konzentrationsstörungen und auch Schwindel, Schluckbeschwerden und Sehstörungen hervorrufen.

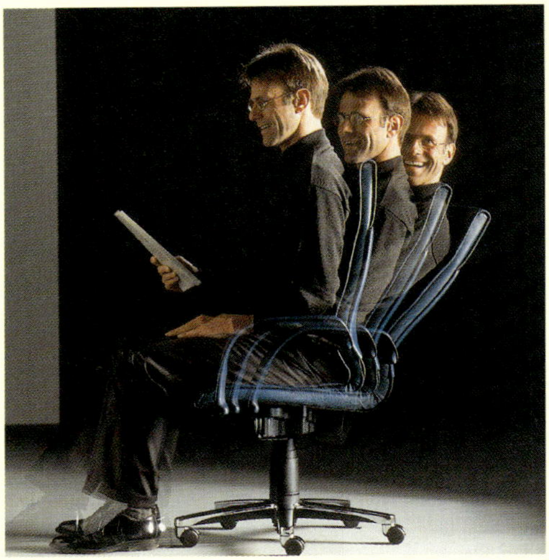

Worauf man sich setzt...

Ein Sitzmöbel sollte so konzipiert sein, daß es die Funktion der Wirbelsäule unterstützt. In vielen Büros finden sich bereits Sitzmöbel, die diese Anforderungen erfüllen. Ein ergonomisch sinnvoller Bürostuhl verfügt über eine ausreichend große Sitzfläche, die stufenlos höhenverstellbar ist. Optimalerweise hat sie eine Mulde im hinteren Bereich für die Sitzknochen. Diese unterstützt das Nach-vorne-Kippen des Beckens. Eine ausreichende Tiefe der Sitzfläche ist nötig, damit die Unterschenkel aufliegen können. Zudem sollte sie beim Hinsetzen abfedern, um Wirbelstauchungen zu verhindern. Die Rückenlehne sollte so hoch sein, daß sie den gesamten Rücken abstützt. Auch sollte sie in der Höhe verstellbar sein. Als Option sollten zwei Einstellungen möglich sein: Die Arretierung der Rückenlehne ermöglicht ein aufrechtes Sitzen, bei dem der Rücken Kontakt mit der Lehne hat. Eine zusätzliche Federung der Rückenlehne, die individuell einstellbar ist, fördert das dynamische Sitzen: indem sie sich den Bewegungen des Rückens anpaßt, sorgt sie für einen permanenten Körperkontakt mit der Lehne. Die Wirbelsäule wird in jeder Sitzposition unterstützt.

Eine Frage der Einstellung

Doch auch ein noch so guter Schreibtischstuhl kann Nackenschmerzen verursachen, wenn er falsch eingestellt ist. Darauf sollten Sie achten: Nutzen Sie die gesamte Sitzfläche aus und rutschen Sie auf dem Stuhl ganz nach hinten, damit der Kontakt zur Rückenlehne gegeben ist. Die Rückenlehne wird so eingestellt, daß sie mit der Wölbung die Wirbelsäule im Bereich der Lendenwirbel abstützt (in diesem Bereich wird die Wirbelsäule am stärksten nach vorne gewölbt). Nun müssen Sie die Höhe der Sitzfläche auf Ihre Größe einstellen. Die Sitzhöhe ist optimal, wenn in den Kniekehlen ein Winkel von mindestens 90° erreicht wird. Die Füße stehen dabei nebeneinander gerade auf dem Boden. Überprüfen Sie nun auch die Höhe der Arbeitsfläche: Wenn Sie am Computer arbeiten, sollten die Unterarme auf der Tischplatte aufliegen, der Winkel in den Ellenbogengelenken beträgt 90°. Ist die Arbeitsfläche zu hoch und nicht höhenverstellbar, kann eine Fußstütze die Defizite ausgleichen.

Ideal: dynamisches Sitzen

Wenn Sie nun alle Einstellungen vorgenommen haben, sitzen Sie eigentlich richtig. Doch es geht noch besser: wenn Sie viel sitzen müssen, ist es unerläßlich, daß Sie Ihre Sitzposition immer wieder verändern. Sitzen sollte immer etwas mit Dynamik und niemals etwas mit Statik zu tun haben. Variieren Sie so oft wie möglich zwischen den verschiedenen Sitzpositionen, indem Sie sich einmal zurücklehnen oder dann wieder nach vorne beugen.

Dieses dynamische Sitzen mit wechselnden Oberkörperhaltungen führt zu einer natürlichen Be- und Entlastung von Muskulatur und Bandscheiben. Außerdem fördert die Bewegung eine verstärkte Durchblutung der Muskeln sowie eine ausreichende Versorgung der Bandscheiben mit Nährstoffen. Die Muskulatur des gesamten Bewegungsapparates wird trainiert und gekräftigt und kann so ihre Halte- und Stützfunktion optimal ausüben.

Der bewegte Arbeitsplatz

Ein optimal ausgestatteter Arbeitsplatz ist die beste Voraussetzung für ein effizientes und konzentriertes, vor allem aber schmerzfreies Arbeiten.

Nur ein bewegter Arbeitsplatz kann den heutigen Büromenschen ihre Beweglichkeit zurückgeben. Die moderne Technik erleichtert zwar viele Arbeitsabläufe, führt aber vielleicht gerade dadurch zu Inflexibilität und Bewegungsarmut. Normalerweise hat man nur bedingt Einfluß auf die Gestaltung eines Büroarbeitsplatzes. Versuchen Sie dennoch, bei Fragen der Ausstattung Ihre Wünsche und Meinungen anzubringen – z. B. wenn es um die Anschaffung neuer Schreibtischstühle geht. Selbst kleine Veränderungen, die preiswert in der Anschaffung sind, können einen großen Nutzen haben. So zahlt sich der Einsatz von Vorlagenhaltern schnell aus. Sie verbessern den Blickwinkel zwischen den Vorlagen, von denen Sie abtippen müssen, und erleichtern den Blickwechsel zwischen Vorlage und Monitor. Die Nackenmuskulatur wird dabei deutlich entlastet.

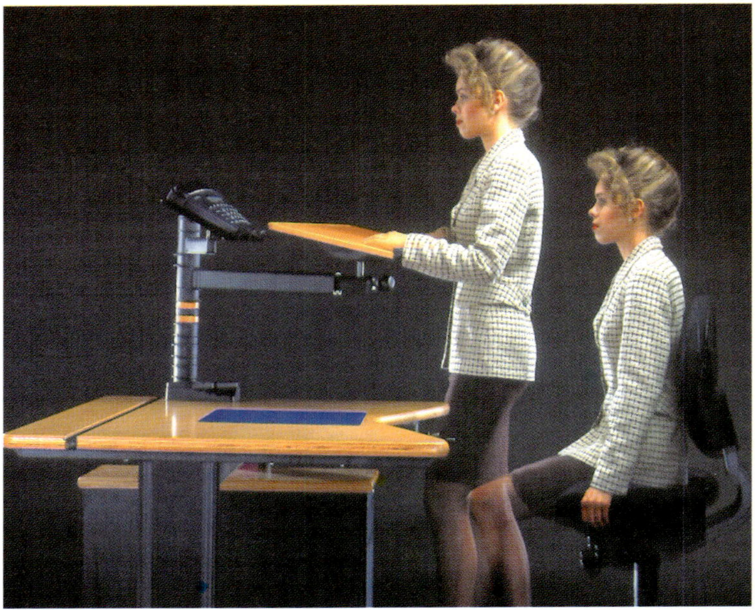

Ein Arbeitsplatz, bei dem für die verschiedenen Tätigkeiten ein Wechsel zwischen Sitzen, Stehen und Bewegen notwendig ist, mindert einseitige Belastungen und ist gesundheitsfördernd.

Tips für die Gestaltung des Arbeitsplatzes

Jeder sollte selbst darauf achten, die Möglichkeiten, die sich einem am Arbeitsplatz für mehr Bewegung bieten, auch wirklich zu nutzen. Das fängt schon mit der richtigen Einstellung Ihres Arbeitsstuhles an. Man muß sich vielleicht erst daran gewöhnen, aber wenn Sie Ihre Mittagspause regelmäßig für einen kleinen Abstecher an die frische Luft nutzen, werden Sie schon bald nicht mehr darauf verzichten wollen. Mit kleinen Schritten und kleinen Maßnahmen einen großen Schritt in Richtung mehr Bewegung gehen – das sollte das Ziel aller künftigen Büroarbeitsplätze sein.

Sicherlich gibt es auch an Ihrem eigenen Arbeitsplatz die eine oder andere Schwachstelle, die Sie selbst beheben können.

Die Arbeitsfläche

Von ganz entscheidender Bedeutung für ein entspanntes und schmerzfreies Arbeiten ist die richtige Höhe und vor allem die Tiefe der Arbeitsfläche. Ein Schreibtisch, der eine zu hohe Arbeitsfläche hat, führt unwillkürlich dazu, daß man die Schultern nach oben ziehen muß, was zu Verspannungen des Schultergürtels führt. Ist die Tischplatte hingegen zu niedrig, muß der Kopf zu weit nach vorne geneigt werden. Dies führt wiederum zu einer schnellen Ermüdung der Nackenmuskulatur und damit ebenfalls zu Verspannungen. Zudem entwickelt sich in dieser Haltung mit der Zeit ein Rundrücken.

Oft kann man schon mit kleinen Änderungen den Nacken entlasten.

Die Armauflage ist für die Entlastung der Nackenmuskulatur elementar wichtig. Sie ist nur dann gewährleistet, wenn sich die Höhe der Arbeitsfläche individuell einstellen läßt. Die richtige Arbeitshöhe wird folgendermaßen ermittelt: Sitzen Sie aufrecht, die Schultern breit, die Arme hängen locker in den Schultern, die Ellenbogen sind rechtwinklig abgewinkelt und die Unterarme liegen mit der Unterseite auf der Tischplatte auf.

Für die Ermittlung der richtigen Arbeitsfläche im Sitzen müssen die Füße entspannt mit der ganzen Sohle auf dem Boden stehen.

Es sollte sich eigentlich von selbst verstehen, daß auf den Schreibtisch nur das Notwendigste gehört. Kaffeetassen, Aschenbecher, und alles, was nicht unmittelbar für die Erledigung der anfallenden Arbeiten benötigt wird, kostet nur unnötig Platz. Wenn Sie Ihr Telefon mit einem Spezialarm in Stehhöhe an der Arbeitsplatte befestigen, müssen Sie mehrmals täglich vom Sitzen zum Stehen wechseln.

Platzbedarf auf dem Schreibtisch

Eine oft verbreitete Unsitte: der Monitor steht seitlich versetzt zur Tastatur. Beim Schreiben muß der Kopf ständig zur Seite gedreht werden. Die Folge: Verspannungen und Schmerzen. Der Blick sollte geradeaus auf den Monitor gerichtet sein.

Um alle Arbeitsutensilien übersichtlich auf dem Schreibtisch anzuordnen, sollte dieser mindestens 160 cm breit und 80 – 100 cm tief sein. Die notwendige Tiefe errechnet sich wie folgt:

- **Vor der Tastatur sollten mindestens 10 – 20 cm Auflagefläche für die Hände und Handgelenke bleiben. Die Tastatur ist ca. 20 cm tief. Zwischen Tastatur und Monitor lassen Sie ca. 30 cm Platz für Vorlagen, und die Tiefe des Monitors selbst variiert je nach Größe zwischen 30 und 50 cm Tiefe. Aus Stabilitätsgründen sollte der Monitor nicht zu weit über die Tischkante hinausragen.**

Der Arbeitsstuhl

Über den ergonomisch sinnvollen Arbeitsstuhl haben wir Sie bereits auf Seite 86 – 87 ausführlich informiert. Hier noch einmal das Wichtigste in Kürze: Die Sitzfläche hat im hinteren Teil eine Mulde und ist leicht nach vorne geneigt. Sie sollte individuell je nach Körpergröße auf die richtige Höhe eingestellt werden können. Beim aufrechten Sitzen sind die Beine leicht abgespreizt, das Gesäß ist etwas höher als die Kniegelenke. Idealerweise stützt eine hohe Rückenlehne den gesamten Rücken und läßt sich ebenfalls individuell einstellen. Eine dynamische Lehne macht alle Bewegungen des Benützers mit.

Der Kopf sollte beim Sitzen auf dem Bürostuhl möglichst über dem Rumpf balanciert werden. Dies setzt die Balance des Beckens auf den Sitzbeinknochen voraus. So finden Sie Ihren Mittelpunkt:

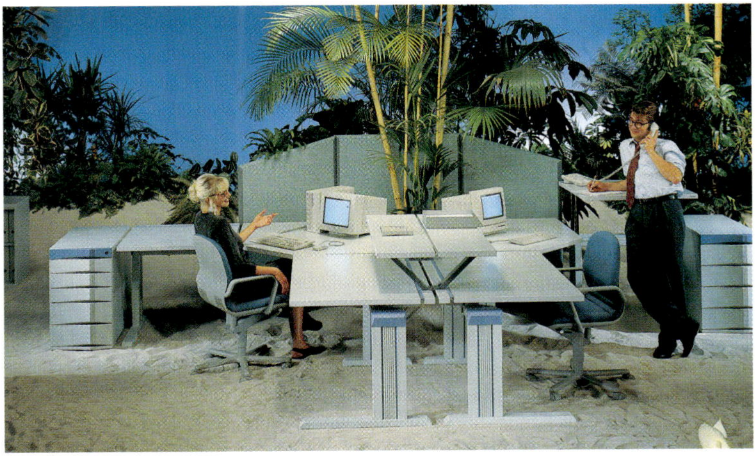

An diesem Arbeitsplatz kann man je nach Tätigkeit die Position wechseln – zur Freude von Muskeln und Gelenken. Grünpflanzen verbessern nicht nur das Raumklima, sie lassen auch ein wenig Urlaubsstimmung aufkommen.

Bewegen Sie Ihren Oberkörper mit geschlossenen Augen ein paar Mal hin und her. Öffnen Sie die Augen erst, wenn Sie das Gefühl haben, daß der Kopf in gerader Linie über dem Rumpf sitzt.

Der Bildschirm

Die Augen bestimmen die Position des Kopfes und damit die des Halses. Dies bedeutet für die Blickrichtung: Die Oberkante des Bildschirms sollte nicht über die Augenhöhe hinausreichen. Wenn unsere Aufmerksamkeit nicht auf ein bestimmtes Objekt gerichtet ist, ist unser Blick bei leicht nach unten geneigtem Kopf ebenfalls leicht nach unten geneigt. Beim Arbeiten am Computer sollte der Blick idealerweise möglichst senkrecht auf den Bildschirm gerichtet sein. Ideal ist es daher, den Monitor leicht nach hinten zu neigen. Bei der Einrichtung der Bildschirmhöhe ist es wichtig, daß die Stellfläche des Monitors in alle Richtungen variabel verstellbar ist. Der Sehabstand zum Bildschirm sollte beim hauptsächlichen Blick auf den Bildschirm 50 bis 100 cm (Mittelwert 74 cm), beim häufigen Wechsel zwischen Bildschirm und Textvorlage 50 bis 70 cm (Mittelwert 64 cm) betragen. Um den optimalen Sehabstand individuell einstellen zu können, ist z. B. ein Auszug sinnvoll.

Klare Sache: Schwarze Schrift auf weißem Grund ist am besten für die Augen.

Die Beleuchtung

Gutes Licht ist die absolute Voraussetzung für eine korrekte Nacken- und Kopfhaltung. Der Arbeitsplatz sollte gleichmäßig ausgeleuchtet sein. Licht oder Gegenstände, die sich im Bildschirm widerspiegeln, strengen die Augen unnötig an, was zu Kopfschmerzen führen kann. Wenn der Schreibtisch direkt vor dem Fenster steht, kann das Sonnenlicht ebenso blenden, wie wenn man mit dem Rücken zum Fenster sitzt. In diesem Fall muß direkter Lichteinfall von außen verhindert werden, etwa durch Jalousien.

Eine Lampe am Arbeitsplatz sollte nicht die einzige Lichtquelle sein.

Neben einer Deckenleuchte, die den gesamten Raum erhellt, ist eine Schreibtischlampe zweckmäßig. Sie hellt den Arbeitsplatz zusätzlich auf und schont so die Augen.

Sonstige Arbeitsmittel

Um die Beweglichkeit des Nackens zu erhalten, ist der ständige Wechsel der Blickrichtung wichtig.

Da die Anordnung der Arbeitsmittel die Blickrichtung bestimmt und damit über Be- und Entlastung der Muskulatur entscheidet, sollte man alle erforderlichen Utensilien in Griff- und Blickweite haben. Wird der Computer nicht ständig benutzt, kann man den Monitor leicht seitlich stellen. Dies wird auch bei fehlender Tiefe von Arbeitstischen nötig sein. Ist man auf den Computer dauernd angewiesen, sollte man ihn gerade vor sich stellen, um Verspannungen zu vermeiden.

Die Tastatur und die Maus sollten auf der Arbeitsfläche variabel angeordnet werden können. Werden sie nicht gebraucht, ist es sinnvoll, sie von der Arbeitsfläche zu entfernen; so gewinnt man mehr Freiraum. Die Tastatur nicht direkt an der Kante des Tisches aufstellen: davor sollte genug Platz sein, um die Hände und Handballen, besser noch die Unterarme auflegen zu können.

3 Stunden Maus-Arbeit ist für die Finger genauso anstrengend wie 20 km Wandern für die Beine.

Computer-Mäuse gibt es inzwischen in handfreundlichen, ergonomischen Formen. Wer lange mit der Maus arbeiten muß, sollte zwischendurch immer wieder mal die Hände ausschütteln, das lockert die Fingermuskulatur. Oder die Hände zur Faust ballen, einige Sekunden anhalten, dann wieder loslassen.

Schnell wieder fit im Büro

Ein Arbeitstag ist lang – besonders, wenn er zum Großteil im Sitzen und vor dem Computer verbracht wird. Daher sollten Sie ab und zu abschalten und sich wieder fit machen. Die folgenden Übungen geben schnell wieder neuen Schwung.

Kurbelt den Kreislauf an und fördert die Durchblutung: Stehen Sie auf und machen Sie 1–2 Minuten Armkreisen (erst kleine Kreise mit den Handgelenken, dann die Unterarme und dann die ganzen Arme) und 10 Kniebeugen (bei geöffnetem Fenster).

Lockert die Rücken- und Nackenmuskeln: Während der Computerarbeit immer mal wieder im Sitzen strecken. Dabei die Arme nach oben ziehen und den Oberkörper nach hinten gegen die Rückenlehne pressen. Anschließend Arme nach unten ausschütteln.

Entlastet die Beine: Diese Übung können Sie unbemerkt im Sitzen (z. B. während eines Telefonats) durchführen. Dazu die Füße nebeneinander auf den Boden stellen. Nun die Fersen einige Sekunden vom Boden abheben, Ballen und Zehen fest auf den Boden stemmen. Danach die Fersen auf dem Boden lassen, Ballen und Zehen nach oben. 10mal.

Entlastet die Augen und schützt vor Kopfweh: Viele Menschen vor dem Bildschirm klagen über Reizungen am Auge und Kopfweh. Der Grund: starres und angestrengtes Schauen auf den Monitor. Während der Arbeit mehrmals blinzeln befeuchtet die empfindlichen Augen. Schauen Sie immer mal wieder weg vom Monitor und stellen Ihre Augen auf einen entfernten Gegenstand scharf. Das trainiert die Sehkraft.

Auch der Kopf braucht mal eine Pause: Lüften Sie regelmäßig und verlassen Ihren Arbeitsplatz für einige Minuten.

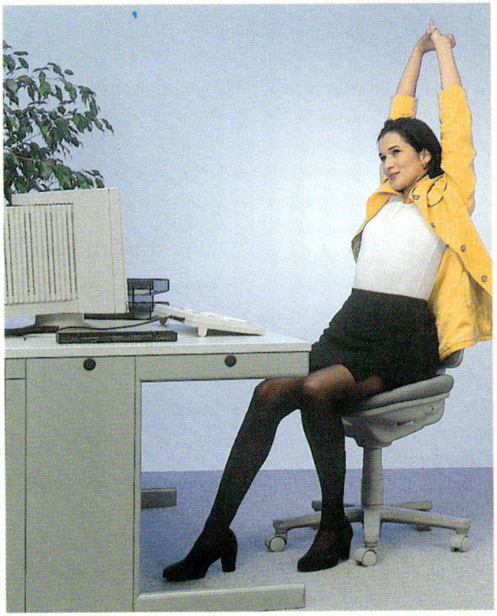

Mit gezielten Anwendungen gegen den Nackenschmerz

Ob altbewährte Hausmittel, Hilfen aus der Natur oder orthopädische Hilfen – überall finden wir viele Möglichkeiten, mit denen wir unseren Nacken von seinen Schmerzen befreien können. Und auch der Partner spielt in der Behandlung von Nackenschmerzen eine wichtige Rolle. Da Schmerzen auch immer ein Anzeichen dafür sind, daß der Körper aus dem Lot geraten ist, kann man mit den geeigneten Körpertherapien auch in dieser Richtung einiges bewirken. Und der Vorteil an all diesen Methoden ist, daß sie sich gut miteinander kombinieren lassen – und das völlig ohne Nebenwirkungen.

Mit Kälte den Schmerz „auf Eis legen"

Die Kälteanwendung führt über eine verminderte Ausschüttung von schmerzauslösenden Substanzen zu einer verminderten Entzündungsreaktion und zu einer verringerten Schwellneigung. Das spürbare Resultat ist weniger Schmerz.

Das Wirkungsprinzip der Kältebehandlung besteht im Entzug von Wärme. Die Anwendung von Kälte auf dem Körper hat eine sofortige Verringerung der Oberflächentemperatur der Haut und den langsamen Abfall der Muskel- und Gelenktemperatur zur Folge. Dieser Temperaturabfall im Gewebe bewirkt ein Zusammenziehen der Gefäße, das mit einem erheblichen Rückgang der Durchblutung verbunden ist. Hierdurch kommt es dann zu einer Reduzierung der Stoffwechselvorgänge – es werden weniger schmerzauslösende Stoffe freigesetzt und zum Gehirn transportiert.

Die Wiedererwärmungszeit nach Abbruch der Kälteanwendung bis zum Erreichen der Ausgangswerte von Temperatur, Durchblutung und Stoffwechsel in Gelenken und tiefen Muskelschichten kann mehrere Stunden betragen. Eine weitere Folge der Kälteeinwirkung: Die Leitgeschwindigkeit der Nerven wird herabgesetzt, woraus eine Abnahme der Schmerzimpulse und damit eine geringere Reflexantwort durch Muskelverkrampfung resultiert.

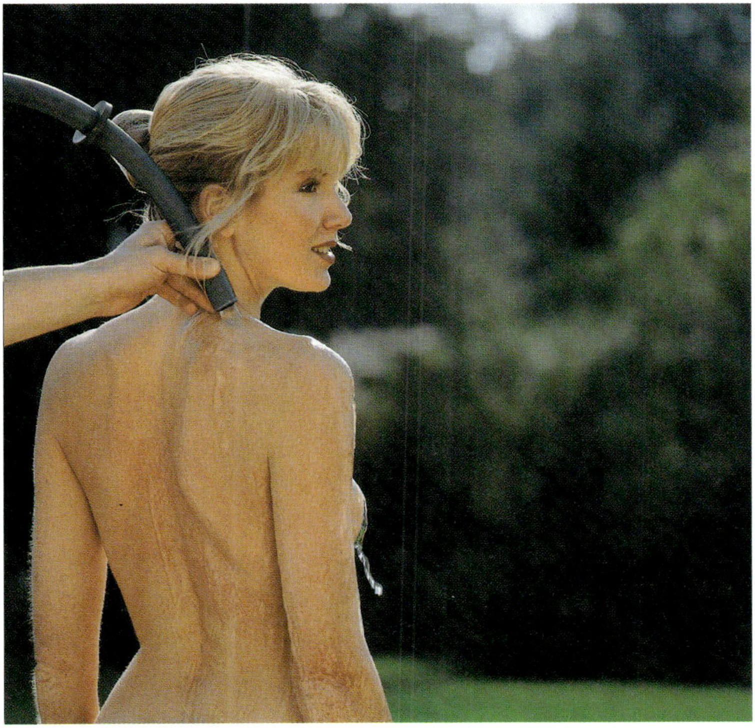

Kalte Güsse, wie wir sie von den Kneippschen Anwendungen kennen, haben eine schmerzlindernde Eigenschaft. Die Kälte unterbricht die Schmerzleitung zum Gehirn und verbessert die Durchblutung. Zudem werden Herz und Kreislauf sowie das Immunsystem gestärkt.

Was bewirkt eine solche Eisanwendung? Während die Hautgefäße bei einer raschen Abkühlung mit einem Zusammenziehen der Blutgefäße reagieren, kommt es gleichzeitig in den ersten Sekunden der Eisanwendung in der Muskulatur zu einer Erweiterung der Blutgefäße und damit zu einer Durchblutungssteigerung. Die Eismassage wirkt neben anderen noch nicht geklärten Mechanismen über eine normalisierende Gewebespannung (tonusregulierend) und über eine lokal verbesserte Blut- und Lymphzirkulatur.

Man kann dem Schmerz auch „einheizen“

Auch die Anwendung von Wärme kann Nackenschmerzen spürbar lindern. Beim Anlegen einer warmen Packung – z. B. in Form einer

Schmerzfrei durch Kälte

Folgende Anwendungen sind bei Nackenschmerzen bewährt:

Das Eishandtuch

Sie benötigen: Wasser, ein besonders saugfähiges Handtuch, ca. 50 Gramm Salz.

Anwendung: Das Wasser mit dem Salz verrühren. Man rechnet pro Liter Wasser einen Eßlöffel Salz. Das Handtuch wird in das Salzwasser gelegt und gründlich damit getränkt. Danach wringt man es aus und faltet es so, daß es etwa die Größe des Nackens, hat. Anschließend das Tuch für ca. eine halbe Stunde in das Gefrierfach legen. Das Handtuch herausnehmen und auf den Nacken legen. Dabei das Tuch zu Beginn nicht zu lange auf der Haut halten, lieber zwischendurch immer wieder abnehmen.

Das Eishandtuch eignet sich auch für die gesamte Schulter-Nacken-Region.

Die Eisabreibung mit dem Eislolli

Sie benötigen: Einen Plastikbecher, einen Spatel, trockenes Handtuch zum Anfassen des Eislollis und um das Wasser abzufangen.

Anwendung: Den Plastikbecher mit Wasser füllen und mit einem Spatel in der Mitte ins Tiefkühlfach stellen, bis das Wasser gefroren ist. Den gefrorenen Eislolli aus dem Becher herausnehmen und damit über die schmerzende Nackenpartie streichen. Wichtig ist auch hier die Kurzzeitanwendung! Das Eis sollte nicht länger als 60 Sekunden am Stück Kontakt mit der Haut haben.

Die Eismassage soll speziell bei verspannter Nackenmuskulatur sowie bei muskelrheumatischen Beschwerden und Muskelhärten angewandt werden. Bei korrekter Durchführung sind keine Nebenwirkungen zu erwarten.

Das Auftragen und leichte Einmassieren von Franzbranntwein oder japanischem Heilpflanzenöl (Menthol) lindert durch die entstehende Kühlung Spannungsschmerzen.

Wärmflasche oder eines heißen Wickels – fließt aus der hochtemperierten Grenzschicht Wärmeenergie in die äußeren Hautschichten über. Die Grenzschicht einer Packung ist immer die äußere Schicht, die direkten Kontakt mit dem Hautgewebe hat. Durch das „Abwandern" der Wärme aus der Packung in die Haut sinkt aber die Temperatur der Packungsgrenzschicht. Erst durch ein „Nachwandern" der Wärme aus dem Inneren der Packung kommt es – je nach maximaler Speicherwärme – zu einer erneuten Aufladung der Grenzschicht.

Als weitere Wirkungsweise der Wärme vermutet man neben dem reinen Heißreiz noch chemische Faktoren als zusätzliche Heilreize.

Heilende Wärme

Es gibt verschiedene Wärme-Anwendungen, die Schmerzen im Nacken auf wohlige Art schnell verschwinden lassen. Aber Vorsicht: Bei Eigenbehandlung droht Verbrennungsgefahr! Immer vorher die Temperatur testen. Bei einigen Anwendungen empfiehlt es sich, ein trockenes Tuch zwischen Haut und Wärmepackung zu legen.

Die Wärmeleitung bewirkt, daß eine Packung kontinuierlich Wärme an die Haut abgeben kann.

Die Kartoffelbrei-Packung

Sie benötigen: eine ausreichend große Wolldecke, ein Zwischentuch aus Leinen, Baumwolle oder Wolle, etwa zwei Hände voll Kartoffeln.

Anwendung: Die Kartoffeln werden in der Schale weich gekocht, in ein Tuch eingewickelt und im Tuch zerquetscht (mit den Schalen!). Das Behandlungsgebiet wird mit einem Zwischentuch abgedeckt. Je dicker das Zwischentuch, desto langsamer wirkt die Hitze ein.

Die Packung so lange auflegen, bis das Wärmegefühl deutlich nachläßt.

Die Senf-Packung

Sie benötigen: Senfmehl (Reformhaus), heißes Wasser (darf nicht kochen!), ein Leinentuch von ausreichender Größe, ein Zwischentuch (Leinen oder Baumwolle), eine Wolldecke.

Anwendung: Übergießen Sie etwa 5 gehäufte Teelöffel Senfmehl mit 5 Liter heißem (45 – 50 °C) Wasser. Das Senfmehl darin ca. 8 Minuten ziehen lassen, dann das Packungstuch in das Wasser eintauchen. Das mit dem Senfwasser getränkte Tuch auf den Schulter-Nacken-Bereich legen und mit einem festen Wickel fixieren. Etwa 10 – 20 Minuten Einwirkungszeit sind ausreichend.

Heiße Rolle

Anwendungsdauer der heißen Rolle: je nach Konstitution und Wärmeempfinden 10 bis 20 Minuten. Das heiße Wasser kann auch mit Medikamentenzusätzen, die ätherische Öle enthalten, versehen werden.

Sie benötigen: 4 Handtücher (ca. 60 x 100 cm), 1 Liter kochendes Wasser.

Anwendung: Die Handtücher werden zuerst der Länge nach gefaltet, dann wird das erste Handtuch der Länge nach zu einer „Wurst" zusammengerollt. Die nächsten drei Handtücher werden nun ebenfalls eins nach dem anderen auf das zuerst gerollte aufgewickelt. Das Wasser zum Kochen bringen und dieses dann evtl. mit einem Trichter von innen nach außen in die Handtuchrolle gießen. Die so erhitzte Handtuchrolle rollt man nun über den Nacken. Ist das äußere Handtuch abgekühlt, nimmt man dieses jeweils ab und kann so die nächste noch heiße Lage über den Nacken rollen. Die heiße Rolle wird immer „einschleichend" angewandt, dies bedeutet, die Handtuchrolle wird nur kurz auf die Haut gelegt, gleich wieder abgehoben und dann erneut auf die Haut gelegt, aber nun an einer anderen Stelle.

Kirschkernkissen und Muschelsandkissen

Kirschkernkissen bekommt man in Reform- oder Sanitätshäusern.

Kirschkerne haben wie auch Muschelsand die Eigenschaft, Wärme über einen langen Zeitraum intensiv zu speichern. Diese gespeicherte Wärme kann dann als trockene Wärme kontinuierlich abgegeben werden und wirkt sich wohltuend auf verspannte Muskelregionen aus. Neben Kissen mit Kirschkernfüllung gibt es auch solche mit Dinkelspelzfüllung. Beide werden im Backofen erhitzt.

Wärmflasche

In der Regel lernt jeder die wohltuende und heilende Wirkung einer Wärmflasche bereits im Kindesalter schätzen. Beim Auflegen einer

Wärmflasche sollte man möglichst immer ein Zwischentuch auflegen, um Verbrennungen und starke Hautrötungen zu vermeiden.

Heißes Bad mit Selbstmassage

Mit einem heißen Bad und gleichzeitiger Selbstmassage habe ich selbst bereits die besten Erfahrungen gemacht. Niemand kann besser die eigenen Schmerzpunkte und verspannten Muskeln tasten und behandeln als man selbst, wobei einem die muskellockernde Wirkung des heißen Bades zu Hilfe kommt. Lokale Schmerzpunkte werden im heißen Bad punktförmig unter Druck massiert. Verspannte Muskelpartien dehnt man quer zur Muskelverlaufsrichtung. Diese Wirkung wird noch verstärkt, wenn man einen muskellockernden Badezusatz ins Wasser gibt.

Durch die drückende und knetende Bearbeitung der Haut und der Muskeln mit der Hand kommt es zu einer deutlich verstärkten Durchblutung an der behandelten Stelle.

Heu hilft heilen

Sie benötigen: Einen großen Topf, einen Heublumensack (kann man in der Apotheke mit Heublumen gefüllt bereits fertig kaufen oder selbst herstellen: dazu Heublumen (Apotheke) in ein ca. 45 x 40 cm großes Leinensäckchen packen).

Anwendung: Den Heusack entweder im Backofen (bei 150 °C) erhitzen oder in einen Topf über heißem (nicht kochendem!) Wasserdampf legen. Herausnehmen und auf die schmerzende Region legen. Die Packung etwa 30 – 40 Minuten auf der Haut belassen. Pro Woche sollten drei Heublumensäcke zur Anwendung kommen. Eine kurmäßige Anwendung sollte über vier bis sechs Wochen erfolgen.

Der Heusack wird manchmal als das „Morphium der Naturheilkunde" bezeichnet.

Die Wirkungsweise von Heu

Vermutlich stehen bei der Behandlung rheumatischer Beschwerden mit Heublumensäcken die thermischen Wirkelemente des Heublumensackes im Vordergrund. Hinzu kommt die Wirkung der Inhaltsstoffe (Zucker, Proteine, Stärke, Mineralien und Spurenelemente, Phlabonide, Gerbstoffe, Cumarine, Cumarinderivate

Eine Wirkung über die Nasenschleimhäute wird nicht ausgeschlossen.

und in geringen Mengen ätherische Öle). Die wichtigsten Wirkstoffe sind dabei sicherlich das Cumarin und die ätherischen Öle. Sie wirken leicht hautreizend und werden wegen ihrer Lipoidlöslichkeit durch die Ausatemluft wieder abgeatmet. Nach mehrmaliger Anwendung von Heublumensäcken kommt es zu einem Rückgang vegetativer Symptome wie erhöhter Neigung zum Schwitzen, Gefäßlabilität oder verschlechterter Durchblutung. Die meisten Patienten fühlen sich nach einer solchen Behandlung sehr wohl.

Die durch den Heublumensack verursachte Hautrötung bewirkt vermutlich über eine Hemmung schmerzleitender Nervenbahnen die gewünschte Schmerzlinderung. Feuchtheiße Heusäcke können so verspannte Muskulatur entspannen und damit die Schmerzen nehmen.

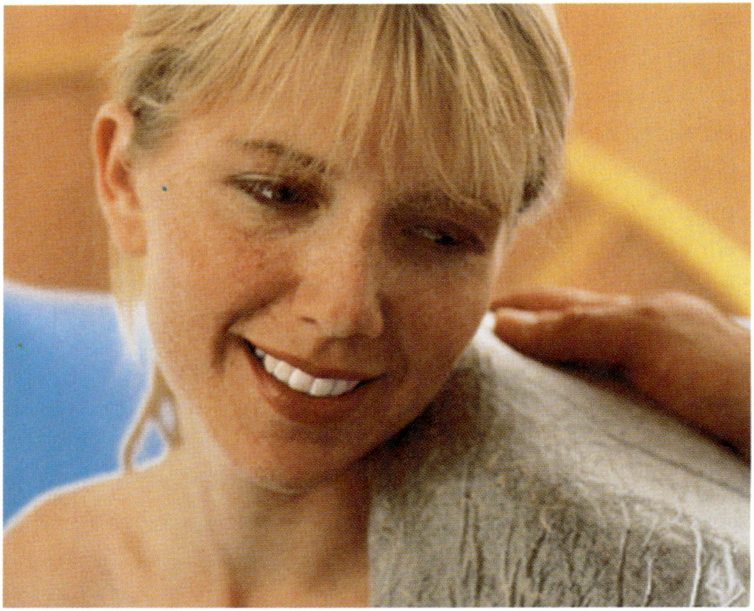

Schmerzfrei auf Fingerdruck mit Akupressur

Nach Erfahrung der traditionellen chinesischen Medizin sind die meisten Erkrankungen auf Stauungen des körpereigenen Energiekreislaufs an bestimmten Punkten zurückzuführen. Die Akupressur beruht darauf, diese Punkte zu finden und mit Druck an der richtigen Stelle die Energie wieder zum Fließen zu bringen. Die Geschichte der Akupressur und Akupunktur ist übrigens etwa 5000 Jahre alt, wie Aufzeichnungen aus dem 6. Jh. v. Chr. beweisen. Der „Gelbe Kaiser" Huang Ti (2698 – 2598 v. Chr.) hat das damalige Wissen um die Wirkungen der Energien im menschlichen Körper in ein System gebracht, mit dessen Hilfe wir heute noch arbeiten. Das Wort Akupressur setzt sich zusammen aus den lateinischen Worten „acus" = Spitze, Nadel, Punkt und „premere" = drücken.

Akupressur bereitet Wohlbefinden durch „sanften Druck".

Akupressiert wird mit der Fingerkuppe des Daumens, des Zeige-, des Mittel- oder Ringfingers. Dabei wird die Fingerkuppe in das Zentrum des Schmerzpunktes gesetzt, dann wird im Uhrzeigersinn kreisend Druck ausgeübt. Pro Sekunde sollten zwei bis drei Kreisbewegungen ausgeführt werden, wobei stets auf einen festen Kontakt mit dem Akupressurpunkt geachtet werden sollte. Bei akuten Schmerzen wird vorsichtig akupressiert, bei chronischen Beschwerden mit mittelstarkem Druck. Die selbst aufgefundenen Schmerzpunkte können auch punktiert werden, d. h., am Behandlungspunkt werden mit dem Zeige- oder Mittelfinger Klopf- oder auch Stoßbewegungen durchgeführt. Die Schmerzpunkte lassen sich auch verschieben: dazu werden mit dem Zeige- oder Mittelfinger Schiebebewegungen entlang einer Zone durchgeführt. Der massierende Finger sollte dabei möglichst gestreckt bleiben. Aufbauend wirkt das Schieben, wenn es in Richtung Körpermitte geschieht, abschwächend und energieableitend hingegen, wenn es „nach außen" in Richtung Finger oder Zehen verläuft. Die Schiebebewegung kann auch nach außen bzw. nach innen vom Punkt weg bzw. zum Punkt hin erfolgen.

Die Akupressur oder Druckpunktmassage hilft bei Muskelverspannungen, Migräne, Kopfschmerzen und vor allem bei vegetativen Störungen.

Drücken statt Nadeln

Die leicht angefeuchtete Haut läßt ein leichteres Ertasten des Akupressur-Punktes zu.

Shiatzu ist die japanische Art der Akupressur. Das Wort Shiatzu setzt sich aus dem japanischen „shi" = Finger und „azu" = Druck zusammen. Die aus China stammende Akupunktur wurde vor ca. 1300 Jahren in Japan eingeführt. Im 18. Jahrhundert entstand das

Akupressur-Regeln

Die Dauer der Behandlung sollte 30 Sekunden bis 10 Minuten betragen und kann 1- bis 2mal täglich, bei Bedarf auch mehrmals am Tag durchgeführt werden. Die Intensität des Druckes soll nach individuellem Empfinden erfolgen. Behandeln Sie die Akupressur-Punkte immer beidseitig.

Für die Akupressur gelten besondere Regeln, was den Zeitpunkt und die Ausführung der Anwendung betrifft.
Nicht angewandt werden sollte diese Methode:

- **bei großer Müdigkeit**
- **unmittelbar nach dem Essen und Alkoholgenuß**

Die Anwendung sollte stattfinden:

- **bei absoluter Ruhe**
- **niemals unter Zeitdruck**
- **in Entspannungshaltung**
- **mit warmen Fingern ohne zu lange Fingernägel**
- **mit viel Aufmerksamkeit**

Achten Sie auch darauf, nicht zu viele Punkte auf einmal oder direkt nacheinander zu bearbeiten. Lassen Sie dem Körper genügend Zeit, die Reize zu verarbeiten.
So finden Sie den richtigen Behandlungspunkt: Tasten Sie den schmerzhaften Bereich ab. Dort gibt es jeweils eine ganz bestimmte Stelle, bei der Sie spontan das Gefühl haben, daß es die richtige ist. Diese Stelle reagiert zumeist schmerzempfindlicher als die Umgebung.

Bei der Akupunktur werden Nadeln auf bestimmte Schlüsselpunkte (tsubas) des Körpers gesetzt. Bei der Kunst des Shiatzu bedient man sich derselben Punkte – allerdings ohne Nadeln und nur durch Fingerdruck.

Shiatzu als eine Verbindung von Akupunktur und „am-ma", einer überlieferten fernöstlichen Massagetechnik – „am" bedeutet drücken, „ma" streicheln, reiben; „am-ma" war demnach ein einfaches Pressen und Kneten schmerzender Körperstellen mit den Fingern und Handflächen.

Dermapunktur

Der Begriff Dermapunktur stammt aus dem Lateinischen und bedeutet „Hautstechen" oder freier ausgedrückt „Hautreiz, Hautirritation". Bei dieser Methode wird die Haut auf verschiedene Arten bewußt gereizt. Der dadurch ausgelöste Hautreizeffekt bewirkt im Organismus die verschiedensten Heileffekte, wie z. B.: Schmerzhemmung durch Reizung peripherer Nerven (Gegenirritation), therapeutische Beeinflussung innerer Organe und des gesamten Organismus über Reflexzonen, von Muskeln, Bändern und Gelenken durch Triggerpunkte, durch Akupunkturpunkte, Verbesserung der elektromagnetischen Ausrichtung des Organismus.

Durch die Dermapunkturmethode kann die Schmerzübertragung ins Gehirn gehemmt werden, der wenig schmerzhafte Nadelreiz auf der Haut hemmt die Weiterleitung der Schmerzinformation und löst schmerzhemmende Selbstheilungskräfte aus.

Zur Behandlung schmerzhafter Verspannungen im Schulter-Nacken-Bereich stehen verschiedene Hautreizverfahren zur Verfügung:

Baunscheidttherapie

Mit einer Nadelrolle o. ä. wird ein Hautareal, z. B. der hintere Schulter-Nacken-Bereich, gestichelt und dann mit einer speziellen hautreizenden Salbe eingerieben. Unter starkem Wärmegefühl entsteht ein pustelartiger Ausschlag, durch den Giftstoffe und Schlacken aus der Tiefe an die Hautoberfläche gezogen werden. Der Hautausschlag heilt nach ca. einer Woche ab.

Kantharidenpflaster

Durch Auflegen des Pflasters auf die Haut kommt es zu einer mächtigen Aktivierung des Lymphstromes an die Hautoberfläche, wodurch oft selbst hartnäckigste Schlackenansammlungen, wie sie z. B. bei schweren Arthrosen im Bereich der Wirbelsegmente vorkommen, beseitigt werden können.

Die Wirkung ist ähnlich wie bei dem Baunscheidtverfahren.

Schröpfen

Die Schröpf-Methode ist Ihnen vielleicht aus Filmen, die im Mittelalter spielen, bekannt. Das Schröpfen wird noch heute – hauptsächlich im Schulter-Nacken-Bereich und an den Schultern, aber auch an den Gelenken – angewandt. Geschröpft kann auf zwei verschiedene Weisen werden: entweder trocken oder blutig, d. h., letz-

Das blutige Schröpfen kann nur ein erfahrener Arzt oder Heilpraktiker durchführen.

teres erst nach mehrmaliger Stichelung der Haut. Angesetzt werden die Schröpfköpfe an den vom Arzt oder Ihnen selbst ertasteten Stellen, die in der Regel sehr schmerzhaft sind.

Begleitende Übungsverfahren und Körpertherapien

Probieren Sie einfach aus, welche Methode Ihnen am besten hilft.

Neben der „äußerlichen" Behandlung Ihrer Schmerzen durch verschiedene Hilfsmittel können Sie auch noch an einem anderen Punkt ansetzen – an Ihrem Körper. Spezielle Übungsverfahren helfen Ihnen, Ihren Körper bewußter zu erleben. Sie bewirken bei regelmäßiger Anwendung auch, daß Sie wieder „ins Lot" kommen – sowohl in körperlicher als auch seelischer Hinsicht.

Alexandertechnik – Kopf hoch!

Frederik M. Alexander war Schauspieler. Nach einiger Zeit auf der Bühne blieb ihm regelmäßig die Stimme weg. Er fing an, sich selbst zu beobachten und stellte dabei fest, daß er seinen Kopf beim Sprechen wie ein Vogel nach vorne reckte, den Hals dabei zur Brust abknickte und so die Stimmbänder blockierte. Als er diese Haltung änderte, lockerer und freier im Halswirbelbereich wurde, konnte er nicht nur besser und länger sprechen, auch andere körperliche Beschwerden waren verschwunden. Damit begann für ihn die Forschungsarbeit, die zu der heute genannten Alexandertechnik führte.

Die Alexandertechnik ist der Urahn der modernen Körpertherapien.

Wer zum ersten Mal die Erfahrung macht, wie es ist, sich ganz langsam aufzurichten, behutsam aber stetig den Kopf nach oben streben zu lassen und aus der Mitte herauszuwachsen, wird ein kleines Wunder spüren. Denn diese „einfache" Bewegung hat weitreichende Konsequenzen für ein gutes Körpergefühl. Wenn die nach vorne geklappten Schultern „automatisch" nach hinten rücken, wird der Brustraum frei, das Atmen leichter und tiefer. Der Hals- und Nackenbereich fühlen sich flexibel und gleichzeitig stabiler an, man wird beweglicher und kommt sich irgendwie jünger vor.

Und das alles durch eine so kleine, allerdings richtig ausgeführte Bewegung!

Das zweite Schlüsselwort der Alexandertechnik ist deshalb der „Gebrauch“ des Körpers, denn der Erfolg der Methode beruht auf der richtigen Handhabung, sprich Bewegung, des eigenen Körpers, damit man sich in der eigenen Haut wohl fühlt.

Als dritte Grundformel taucht das Wort „zulassen“ auf. Hierbei korrigiert der Alexanderlehrer die Bewegungen des -schülers – sein Stehen, Liegen, Gehen, Sitzen – durch sehr vorsichtige, leichte Handbewegungen. Der Schüler muß sich vom Lehrer in seinen Bewegungen leiten lassen. So erfährt er den Eindruck von den neu zu erlernenden Bewegungen am besten.

Ein ganz wesentlicher Punkt – wenn nicht der wichtigste – der Alexandertechnik ist die Beachtung der gelenkigen Verbindung zwischen Kopf und Halswirbelsäule. Der Kupplung zwischen diesen beiden Körperteilen wird enorme Bedeutung zugemessen,

In der Alexandertechnik soll jeder sich so zu bewegen lernen, daß er in seiner senkrechten Achse ruht. Und so wie jeder Körper anders aussieht, muß auch jeder zu seiner eigenen Achse finden. Der Spiegel ist hierbei eine wichtige Hilfe, um die neuen Bewegungen zu lernen.

Feldenkrais – Abenteuer für Kopf und Körper

Über die Entstehung der Feldenkrais-Methode haben wir Sie bereits in Kapitel 2 informiert. Hier nun eine konkrete Übung für den Schulter-Nacken-Bereich:

Sie liegen auf der linken Seite. Die Beine sind angewinkelt, der linke Arm ausgestreckt, die rechte Hand liegt flach auf der Stirn, der Ellenbogen ist vom Körper weit weggestreckt. Nun rollen Sie den Kopf nach rechts und lassen die Hand auf der Stirn. Spüren Sie, wie sich die Bewegung des Kopfes über die Brust- und Rückenmuskulatur in den Brustraum fortsetzt, auf das Becken übertragen wird? Am Ende der Bewegung sollte es nicht weh tun. Rollen Sie den Kopf wieder behutsam zurück. Im zweiten Schritt stellen Sie sich den ganzen Ablauf noch einmal in Gedanken vor.

„Was ich will, sind nicht bewegliche Körper, sondern bewegliche Gehirne.“
Moshé Feldenkrais

Das Erlernen dieser Technik ist mit viel Übung, Training und Disziplin verbunden.

denn ist diese locker und funktioniert sie störungsfrei, kann man davon ausgehen, daß auch die übrige Haltemuskulatur des Rumpfes korrekt arbeitet.

T'ai Ch'i Ch'uan – Meditation in Bewegung

Bei den Übungen des T'ai Ch'i geht es um die Schärfung der Selbstbeobachtung, die Erhöhung der Reaktionsbereitschaft, das Geradewerden der Wirbelsäule, den sicheren Stand der Füße (vergleichbar den Wurzeln eines Baumes), die ausgewogene Erhöhung der Flexibilität von allen Muskeln, Sehnen, Gelenken und Knochen sowie die Vertiefung der Atmung. In der etwa zwanzig Minuten dauernden und täglich durchgeführten Übung soll der Energiefluß im Meridiansystem des ganzen Körpers angeregt werden.

T'ai Ch'i kann man als eine Art Gymnastik ansehen und dabei seinem Körper zu mehr Gesundheit und Wohlbefinden verhelfen. Man kann T'ai Ch'i aber auch als eine geistige Konzentrations- und Meditationsübung verstehen, mit der man sich ein Gegengewicht zum alltagsbedingten Streß schafft.

Pantomime – Muskelsprache des Körpers

Mit der Pantomime lassen sich Emotionen durch Muskelbetätigung ausdrücken und darstellen. Im Muskelspiel der Gefühle spiegeln sich Außenreize wie Trauer, Angst und Aggression wider. Die bewußt nachgespielte Mimik im Sinne einer Rückkopplung kann dazu genutzt werden, affektbeladene Muskelspannungsveränderungen rechtzeitig selbst erkennen zu können.

Bioenergetik – Psychohygiene für die Muskeln

Alexander Lowen, Begründer der Bioenergetik, sagt: „Jeder Mensch ist sein Körper, seine Lebensgeschichte zeigt sich in seiner Körperhaltung". Innerseelische Probleme führen nach Lowen zu sogenannten Blockaden, chronischen Muskelverspannungen, die den „freien Fluß von Erregung und Gefühl im Körper blockieren". Die Bioenergetik bietet Mittel und Wege, diese Muskelsperren aufzulösen und damit gleichzeitig einen seelischen Änderungsprozeß einzuleiten. Sie baut die Muskelspannung zunächst nicht ab, sondern verstärkt sie noch. In bestimmten Stellungen, den sogenannten Streßpositionen, werden gerade die Muskelpartien angesprochen, die chronisch verspannt sind. Dadurch werden sie noch fester und stauen den Fluß der Energie so stark, bis er – wie ein brüchiger Damm – plötzlich bricht. Das geht einher mit massivem Zittern, als wollten die Energieflutwellen gegen den Damm anrennen und ihn durchbrechen, bis er von alleine nachgibt. Danach kommt es zu einer spürbaren Entspannung der Muskeln.

Bioenergetik fordert den Menschen seelisch wie auch körperlich und verlangt viel Geduld.

Eutonie – Bewußtseinsschule für die Knochen

Nach Gerda Alexander, der Begründerin dieser Therapie, verspricht die Eutonie die richtige Balance von An- und Entspannung. Eutonie ist keine Methode im Sinne von Bewegungstechnik, sondern eine Bewußtseinsschule, die sich körperorientierter Methoden bedient. Hierbei wird das Bewußtsein auf eine Art „Abenteuerreise" durch den Körper geschickt, um ihn von Grund auf kennenzulernen und so die Sensibilität für ihn zu erfahren. Der Auftakt zu dieser Reise beginnt an der Körperoberfläche, der Haut, geht dann über die Schulung der Tiefensensibilität und lehrt schließlich, das eigene Skelett überhaupt erst einmal wahrzunehmen.

Eine vertiefte Aufmerksamkeit und eine bewußte Einwirkung auf den Spannungszustand unseres gesamten Muskel- und Nervensystems ist durch diese Therapie zu erreichen.

Auch der Lebenspartner kann helfen

Auch der Nacken braucht Zuneigung. Zu Beginn einer Partnerschaft ist es dann auch üblich, daß der Nacken immer wieder mal eine sanfte Massage erfährt – kleine Verspannungen werden so permanent abgebaut und können gar nicht erst schmerzhaft werden. In der Praxis kann ich jedoch beobachten, daß diese „Streicheleinheiten" für den Nacken mit zunehmendem Alter (der Partnerschaft) nachlassen. Die wohltuende Massage wird dann immer häufiger professionellen Händen überlassen, obwohl damit auch eine ganze Menge Zuneigung „aus der Hand" gegeben wird.

Die Wirkung der Massage beginnt bereits beim bloßen Handauflegen.

Partnermassage hat aber immer etwas mit Zuwendung zu tun. Wenn sie mit Einfühlungsvermögen und nicht zu grob durch-

In Drogerien und Apotheken erhalten Sie Massageöle, die durch ihren angenehmen Duft zusätzlich die Sinne reizen.

geführt wird, hat sie eine sehr wohltuende und entspannende Wirkung. Auch das Schulterklopfen mit breitflächiger Hand im spielerischen Rhythmus entspannt die Muskulatur. Ableitende Massagestriche vom Haaransatz über die Schultern mit einer kühlenden Salbe oder einem Gel wirken besonders bei Nacken-Kopfschmerzen oder Schulterverspannungen. Die vorsichtige Kreiselung am Muskelansatz am Hinterhaupt sowie vorsichtige Traktionsmassagen (Massagestriche unter leichtem Zug in Körperlängsachse, am besten in Rückenlage) lassen sich auch vom Laien sehr leicht durchführen. Selbst das Verteilen einer Creme über den Bereich des Nackens und des Schultergürtels tut gut. Sanfte Dehnungen der Schulter-Nacken-Muskulatur schaden keinesfalls. Wann haben Sie Ihrem Partner das letzte Mal die Haare gewaschen? Die Massage der Kopfhaut sowie des Nackens wird von den meisten als sehr angenehm empfunden. Wenn Sie sich gegenseitig massieren wollen, probieren Sie einfach Ihre eigenen Ideen aus. Sie können auch Hilfsmittel, z. B. einen Massageigel aus Gummi oder einen Massageroller aus Holz, benutzen.

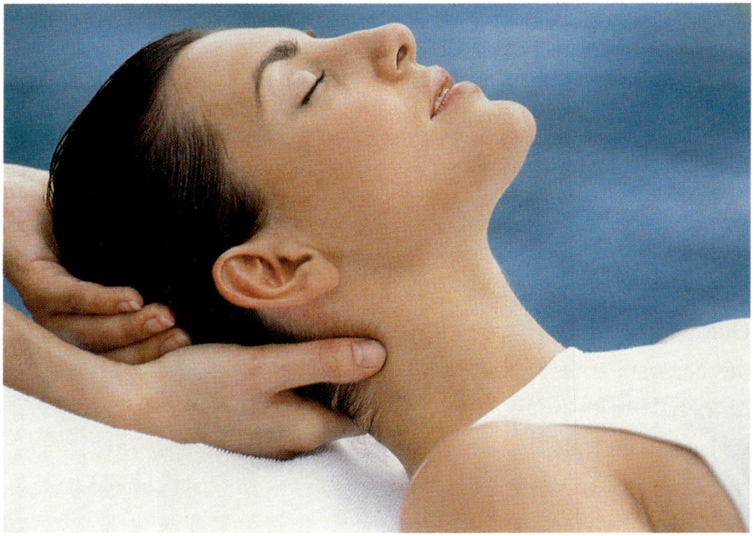

Nehmen Sie sich gemeinsam mit Ihrem Partner wieder mehr Zeit füreinander und verwöhnen Sie sich mit einer wohltuenden Massage. Dabei kann man sich wunderbar fallen lassen.

Orthopädische Hilfen

Die Sanitätsfachgeschäfte bieten heute eine breite Palette wirksamer Hilfen an, mit denen Sie den Kampf gegen die Nackenschmerzen aufnehmen können.

Elektrische Massagegeräte und Wärmekissen

Diese Geräte bewirken über eine – im besten Fall regulierbare – Vibration die Lockerung verspannter Muskeln. Einige kneten mittels eingebauter Massagerollen die Muskulatur durch. Beide Geräte sind zu empfehlen, wenn sie richtig angewandt werden. Lassen Sie sich gründlich beraten.

Wärmekissen können großflächig angelegt werden. So können sie gleichzeitig den Schultergürtel und die Halswirbelsäule umfassen und durch permanente Wärmeabgabe die Muskeln lockern.

Achten Sie beim Kauf von Wärmekissen auf eine stufenweise Wärmeregulation.

Nackenkissen

Mittlerweile gibt es eine Vielzahl sogenannter „Nackenkissen“ auf dem Markt, deren orthopädischer Wert allerdings oft zweifelhaft ist. Bevor Sie sich eines der – oft sehr teuren – Kissen anschaffen, sollten Sie sich unbedingt eine einwöchige „Probezeit“ ausbieten. Bei einigen Kissen kann es nämlich passieren, daß sich Ihre Nackenschmerzen noch verschlimmern. Außerdem erfordern die meisten dieser speziell geformten Kissen die Rückenlage – und wer schläft schon die ganze Nacht auf dem Rücken?!

Ortophädische Halskrawatten

Diese dienen der vorübergehenden Streckung und Stabilisierung des Nackens und sind nur für den zeitweisen Gebrauch bestimmt. Man bekommt sie z. B. bei einem Schleudertrauma. Durch die Fixierung des Halses kommt es neben der Streckung der Halswirbelsäule auch zu einer Muskelentlastung und Erwärmung der Muskulatur.

Die genaue Anpassung der Halskrawatte muß ein Fachman vornehmen.

Wie kann der Arzt helfen?

Der erste Schritt einer Untersuchung ist immer die Anamnese.

Es kann sein, daß Sie plötzlich unter akuten Nackenschmerzen leiden. In diesem Fall sollten Sie einen Arzt aufsuchen, der nach der Durchführung der notwendigen Untersuchungen eine entsprechende Therapie einleiten wird. Und auch wenn die Schmerzen bereits über einen längeren Zeitraum bestehen, kann man mit ärztlicher Hilfe dieses Problem in den Griff bekommen. Kritisch wird es, wenn die Schmerzen chronisch geworden sind. In diesem Fall wird eine „Rundum-Behandlung" erforderlich, die neben der medikamentösen Behandlung auch Krankengymnastik, Bewegungstherapie und andere Therapien miteinschließt.

Der sinnvolle Untersuchungsgang bei Nackenschmerzen

Wenn Sie wegen Ihrer Nackenschmerzen zum Arzt gehen, wird er Ihnen zuerst einige Fragen zu Ihrer persönlichen Situation stellen. Diese Anamnese ist der erste und wichtigste Teil der Diagnose, schließlich erfragt der Arzt hierbei Ursache und Wirkung.

Dann wird Ihr Arzt Sie eingehender untersuchen. Dazu gehört, daß er zuerst den Zustand Ihrer Wirbelsäule in Augenschein nimmt und auch die eine oder andere Stelle abtastet – schwerwiegende Verspannungen und auch Verformungen lassen sich ja bereits durch bloßes Tasten erkennen. Um bei seiner Diagnosefindung Sicherheit zu bekommen, wird er gegebenenfalls auch eine Röntgenaufnahme veranlassen. Bei Nackenschmerzen wird dann entsprechend die Halswirbelsäule geröngt. Dabei wird man zwar einer gewissen – jedoch ungefährlichen – Strahlung ausgesetzt, andererseits kann gerade diese Untersuchungsmethode vielen Betroffenen Ängste nehmen, die sie vielleicht schon lange mit sich herumtragen. Denn nur durch eine Röntgenaufnahme erhält man die

Beim Röntgen kann man aus Funktionsaufnahmen in Kopfvorbeuge und Kopfrückwärtsneige die Funktion der einzelnen Segmente grob erkennen und so Rückschlüsse auf Bewegungsstörungen ziehen.

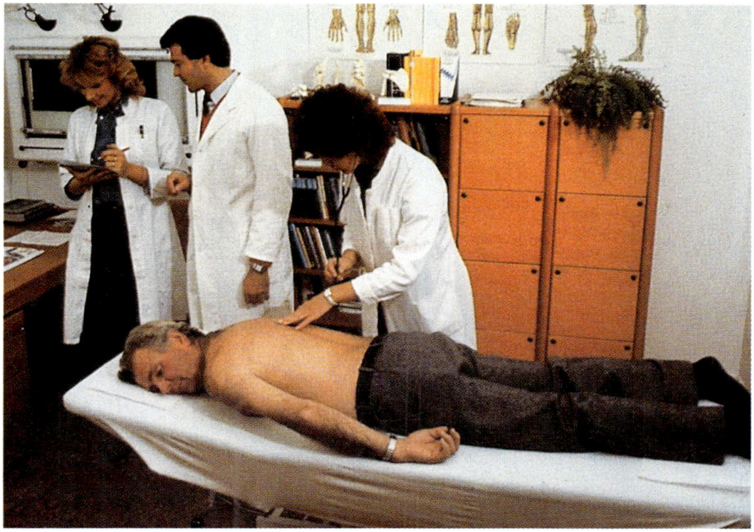

Wer unter Nackenschmerzen leidet, sollte – besonders wenn sie lange anhalten oder stärker werden – unbedingt einen Arzt aufsuchen. Dieser wird nach einer eingehenden Untersuchung die entsprechende Therapie einleiten.

Gewißheit, daß mit großer Wahrscheinlichkeit nichts „Ernsthaftes", also ein Tumor o. ä., hinter den Schmerzen steckt.

Moderne Untersuchungsmethoden

Zu den modernsten Untersuchungsmethoden, die dem Arzt heute zur Verfügung stehen, zählen die Computertomographie und Kernspintomographie (Magnetresonanztomographie). Diese Methoden werden aber in der Regel wirklich nur bei ernsthaftem Verdacht auf einen Bandscheibenvorfall mit Schmerzausbreitung zum Kopf oder in die Arme durchgeführt. Ein Bandscheibenvorfall hat heute nicht mehr zwingend eine Operation zur Folge. Es gibt genügend „Gesunde", die einen Bandscheibenvorfall in einem der Halswirbelsäulensegmente aufweisen, ohne überhaupt davon zu wissen. Da man heute eine konservative Behandlung eines Bandscheibenvorfalles der operativen meist vorzieht, wird die Aussagekraft und die Wertigkeit von Ergebnissen, die man bei diesen Methoden gewinnt, für das weitere Verfahren irrelevant.

Bei akuten Schmerzen, die plötzlich auftreten, am besten gleich zum Arzt.

Der Hexenschuß ist ein typisches Beispiel für akut auftretende Schmerzen.

Was tun bei akuten Schmerzen?

Treten Ihre Nackenschmerzen quasi „von heute auf morgen" auf, sollten Sie auf jeden Fall Ihren Hausarzt aufsuchen, um die Ursache abklären zu lassen. Je nachdem, welche Diagnose er stellt, wird er die Therapie einleiten oder Sie gegebenenfalls an einen Orthopäden überweisen.

Der akuteste Nackenschmerz tritt beim sogenannten muskulären Torticollis auf. Hierbei kommt es zu einer plötzlich eintretenden Nackensteife, die äußerst schmerzhaft und von überfallartigen Muskelkrämpfen einzelner Nackenmuskeln begleitet sein kann. Als Ursache wird eine sogenannte „Wirbelblockierung" in Erwägung gezogen. Wenn die gelenkige Verbindung zwischen zwei Wirbelkörpern „klemmt", kann es zur akuten reflektorischen Muskelverspannung der umgebenden Muskeln kommen mit dem hintergründigen Sinn, die eingeleitete falsche Bewegung oder die Blockierung zu stoppen – Ähnliches spielt sich im Kreuz als „Hexenschuß" ab. Welche therapeutischen Möglichkeiten stehen dem Arzt in diesem Fall zur Verfügung?

Beim muskulären Torticollis sind sehr häufig die Wirbelgelenke blockiert und schmerzhaft, hier ist die Infiltration des betroffenen Wirbelgelenkes sehr erfolgreich.

Schmerzbefreiung steht an erster Stelle

Nachdem der auftretende Schmerz die Muskelverkrampfung noch verstärkt, ist das wichtigste Ziel der Behandlung die Schmerzbefreiung. „Von außen" kann dies durch die gezielte Infiltration des „blockierenden" und damit gestörten Segmentes mit einem Lokalanaesthetikum erfolgen. Mit der Neuraltherapie (Quaddelung und Infiltration) kann man auf reflektorischem Weg eine Muskelentspannung herbeiführen, wenn auch etwas langsamer als bei der gezielten Infiltration an die Wirbelsäule.

Nachdem der Hals bereits zwangsläufig eine Position eingenommen hat, die nicht schmerzt, sollte er auch in dieser Position z. B. durch eine Halskrawatte mit Salbenauflage stabilisiert und

Über die Haut wirken auch kühlende Mittel wie Franzbranntwein oder andere Alkohollösungen muskelentspannend und schmerzlindernd.

ruhiggestellt werden. Mit dem Nachlassen der Schmerzen sollte sofort wieder mit Bewegung begonnen werden. Die Chirotherapie bleibt in einem solch akuten Zustand nur wirklichen Könnern dieser Therapie vorbehalten.

Der Schmerz beim Torticollis klingt nach etwa drei bis fünf Tagen völlig ab.

Schmerzbehandlung „von innen"

Bei akuten Schmerzen kann man natürlich auch durch Verabreichung von Medikamenten mit schmerzlindernder, abschwellender und entzündungshemmender Wirkung den Schmerz zum Verschwinden bringen. Dies geschieht z. B. in Form intramuskulärer Injektionen oder durch die Infusion schmerzstillender, sedierender (das bedeutet beruhigender) und auch muskelentspannender Medikamente.

Die intramuskuläre Injektion sowie die Infusion wirken schneller als Tabletten.

Länger anhaltende Nackenschmerzen

Bestehen die Nackenschmerzen bereits über einen längeren Zeitraum von mehreren Tagen oder sogar Wochen, ohne daß eine Besserung spürbar ist, bedürfen sie einer intensiveren diagnostischen Abklärung durch den Arzt. Dazu gehört ein manualtherapeutischer Befund, der konkrete Aussagen über die Funktionsfähigkeit der einzelnen Bewegungssegmente im betroffenen Wirbelsäulenabschnitt sowie über den Zustand der Muskulatur und die Beschaffenheit der Haut erlaubt. Bereits hier stellt sich auch schon die Frage der Irritationsbeschwerden zum Kopf oder in die Arme – ob Ihnen also z. B. bei bestimmten Drehbewegungen des Kopfes schwindlig wird, oder ob Sie ein „komisches Gefühl" in den Armen haben. Therapeutisch nützen auch hier die gleichen schmerzlindernden Verfahren wie beim akuten Nackenschmerz, zusätzlich werden jetzt aber nach klarer Diagnosestellung gezielte physiotherapeutische Maßnahmen erforderlich.

Ein bereits länger bestehender Nackenschmerz vergeht nicht schnell – wie man das vom akuten Schmerz kennt –, sondern er braucht etwa so viel Zeit zur Heilung, wie er für die Entwicklung benötigte.

Gezielte Maßnahmen heißt differenzierte Maßnahmen, denn was dem einen hilft, hilft dem anderen noch lange nicht.

Auch bei länger anhaltendem Nackenschmerz ist das Ziel aller Maßnahmen die Schmerzlinderung, bzw. -befreiung und die Wiederherstellung der normalen Funktion im betroffenen Wirbelsäulenabschnitt. Dazu gehören die Entspannung der Muskulatur, die Verbesserung der äußeren Form und alle Maßnahmen, die helfen, eine Wiederkehr störender Einflüsse zu verhindern.

Wenn der Schmerz chronisch wird

Verhaltens- und Verhältnisprävention zielen darauf ab, die Wirbelsäule gesund zu halten.

Bestehen Ihre Nackenschmerzen mindestens drei bis sechs Monate ohne die erkennbare Tendenz einer Besserung, so muß man von einer chronischen Verlaufsform des Nackenproblems ausgehen. Die Ursachen für chronische Nackenschmerzen umfassen ein breites Spektrum der Möglichkeiten der Schmerzentstehung und -unterhaltung. Der – vor allem mit zunehmedem Alter auftretende – „Verschleiß" an den tragenden und haltenden Strukturen der Wirbelsäule kann ursächlich mitbeteiligt sein, aber auch psychische Ursachen sind recht häufig. Desweiteren müssen ungünstige äußere Verhältnisse bei der Diagnosefindung unbedingt in Betracht gezogen werden. Dazu zählen Fehl- und Zwangshaltungen, wie sie ja z. B. am Arbeitsplatz vorkommen können, aber auch nackenbelastende Sportarten und Freizeitbeschäftigungen. Zudem kennt man eine breite Palette nackengefährdender Verhaltensweisen im Alltag.

Auch nach einem Schleudertrauma oder bei anderen Verletzungen im Bereich der Nackenwirbel und -muskeln sowie bei Kälte- und Windeinflüssen kann der Nacken langwierige Schmerzen verursachen.

Hilfe bei chronischen Schmerzen

So vielfältig die Ursachen für chronische Schmerzen sind, so vielfältig sind auch die erforderlichen Maßnahmen. Als vorrangige Therapieziele gelten wieder die Schmerzlinderung bzw. -beseitigung, Verbesserung bzw. Wiederherstellung der Funktion, Verhaltens- und Verhältnisprävention. Behandlungsmöglichkeiten gibt es über die Haut in Form von Hautreizverfahren: Baunscheidtverfahren, Schröpfen, Kantharidenpflaster. Diese Verfahren zählen zu den sogenannten ausleitenden Verfahren und haben das Ziel, schmerzauslösende Substanzen aus den Weichteilen nach außen zu befördern.

Zur Wiederherstellung der Funktion ist die gezielte Krankengymnastik unentbehrlich, weil durch diese Therapie verspannte und verkürzte Muskeln gezielt gedehnt und die Beweglichkeit der Bewegungssegmente verbessert bzw. wiederhergestellt werden kann.

Akupunktur, Dermapunktur und auch Akupressur sind Verfahren, die erheblich zur Schmerzlinderung beitragen können.

Der chronische Nackenschmerz ist neben den schulmedizinischen Methoden ein klassisches Aufgabenfeld der Naturheilverfahren, wobei ich als ein Schlagwort die „Entschlackung" des Körpers hervorheben möchte. Entschlackung erfolgt über die Optimierung der Ernährung, über Darmreinigung, -sanierung und -schulung. Hiebei ist unter ärztlicher Aufsicht eine verringerte Zufuhr von Substanzen, aus denen Schmerzmediatoren aufgebaut werden, sowie die Elimination von schmerzauslösenden Substanzen anzustreben.

Chronisch verspannte Muskeln mögen es zumeist warm, und sie mögen viel(-fältige) Bewegung.

Wie sinnvoll ist die Chirotherapie?

Die Chiro- oder Manualtherapie ist in den geeigneten Händen eine hervorragende Therapie. Erfahrene Manualtherapeuten sind von dem „Einrenken" mit Druck schon längst abgekommen. Sanftere und schonendere Griffe und Techniken verringern die Komplikationsrate deutlich. Die Manualtherapie erfordert nicht nur Kenntnisse der Behandlung, sondern insbesondere auch der Diagnostik. Eine manualtherapeutische Behandlung, wenn sie fachgerecht und sachgerecht durchgeführt wird, kann so oft wie notwendig wiederholt werden. Einer manualtherapeutischen Behandlung der Halswirbelsäule muß aus juristischen Gründen (mögliche Haftungsansprüche) immer eine Röntgenuntersuchung der Halswirbelsäule vorausgehen.

Grundsätzlich ist eine Manualtherapie durch die Hand eines erfahrenen Behandlers die schonendste Therapiemethode und nicht durch mechanische Hilfsmittel ersetzbar.

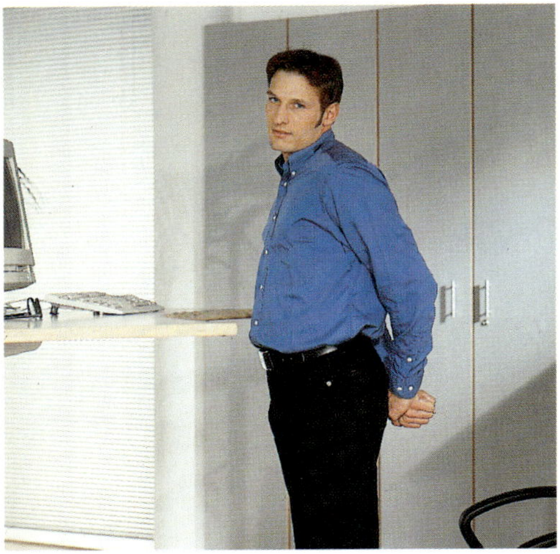

Fassen Sie hinter Ihrem Rücken mit der einen Hand das Handgelenk der anderen Hand und ziehen Sie den Arm, dessen Handgelenk Sie fassen, nach hinten unten. Ihren Kopf wenden Sie dabei von der gedehnten Schulter-Nacken-Region ab.

←

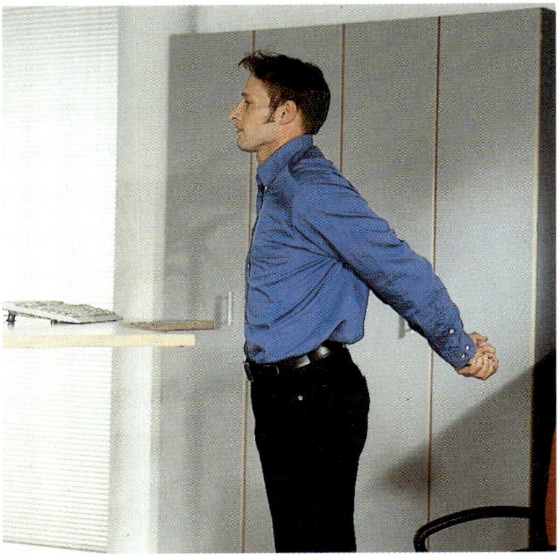

Falten Sie die Hände hinter dem Rücken und strecken Sie die Hände vom Körper weg. Dabei den Nacken gestreckt und den Kopf gerade halten.

→

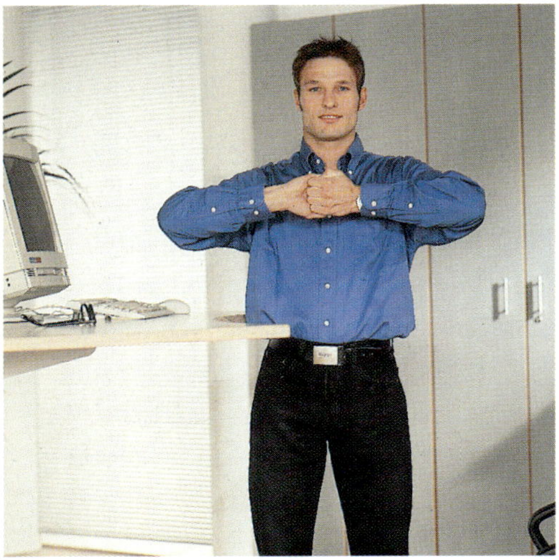

←

Greifen Sie mit beiden Händen ineinander und ziehen dann die Arme über die Ellenbogen nach außen. Achten Sie darauf, die Schultern unten zu halten. Der Kopf ist gerade.

Versuchen Sie, sich mit der linken Hand in Rückenmitte zu kratzen. Dabei hilft der rechte Arm nach, wenn der linke Arm im Ellenbogen abgewinkelt nach hinten geschoben wird. Die Übung mit dem rechten Arm wiederholen.

→

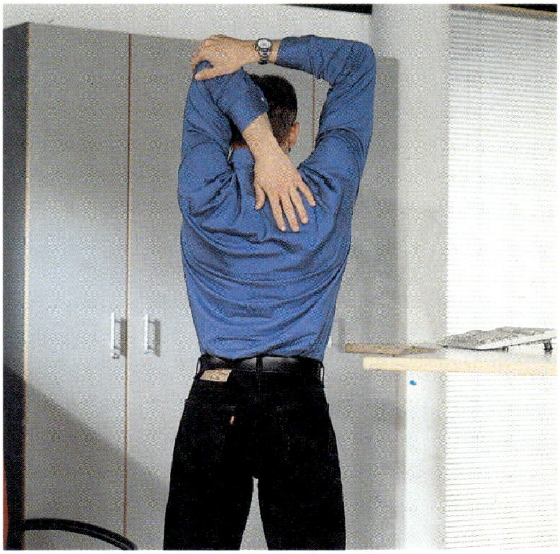

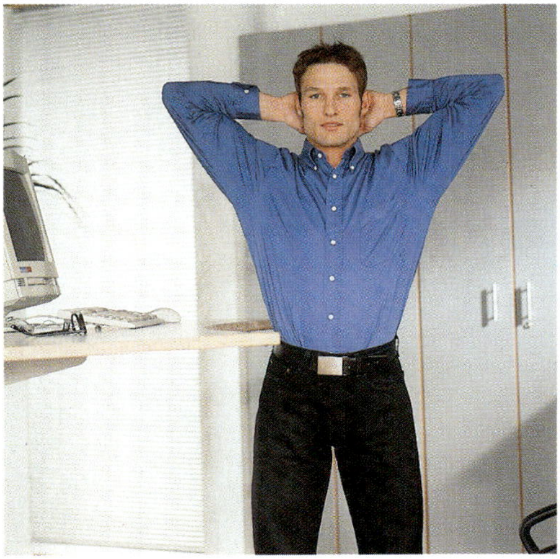

Die gefalteten Hände liegen am Hinterkopf an, die Ellenbogen sind nach außen abgewinkelt. Pressen Sie Ihren Kopf sachte gegen die Hände ohne sichtbare Bewegung. Achten Sie darauf, den Kopf gerade zu halten.

←

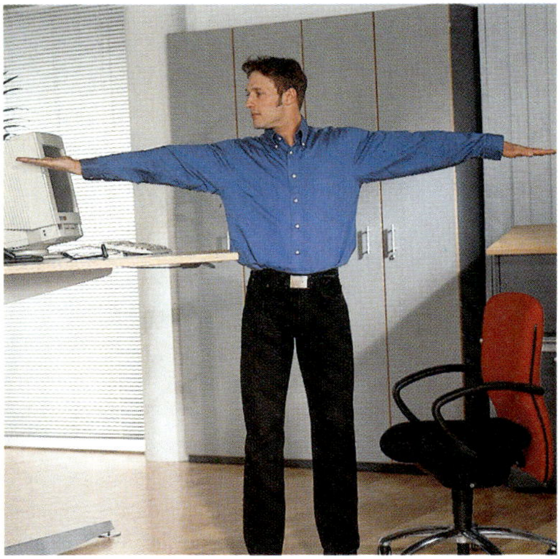

→

Stehen Sie gerade mit leicht gegrätschten Beinen. Nun die Arme seitlich abspreizen, die Handflächen zeigen abwechselnd nach oben. Drehen Sie den Kopf zur Seite der nach oben offenen Hand. Die Schultern bleiben unten.

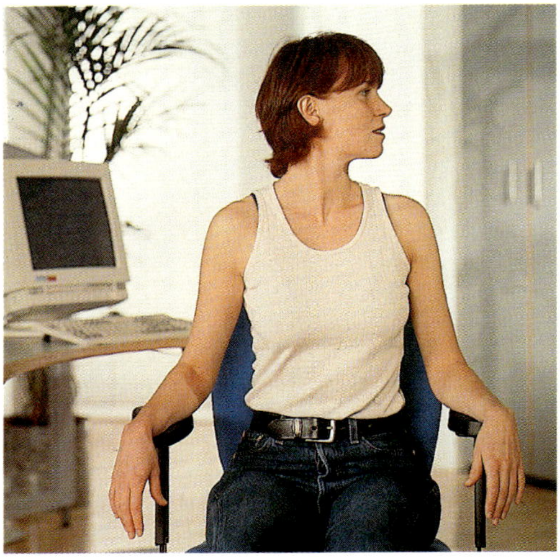

Sitzen Sie in der Ausgangsposition, aufrecht mit geradem Rücken, die Arme liegen locker auf den Oberschenkeln oder Armlehnen auf. Der Kopf führt nun eine langsame Kopfdrehung nach links aus, dabei sind die Halsmuskeln angespannt. Die Übung nach rechts wiederholen.

Sitzen Sie aufrecht mit geradem Rücken. Neigen Sie nun den Kopf langsam zur rechten Seite, die rechten Halsmuskeln sind angespannt, die linken werden gedehnt. Die Übung nach links wiederholen.

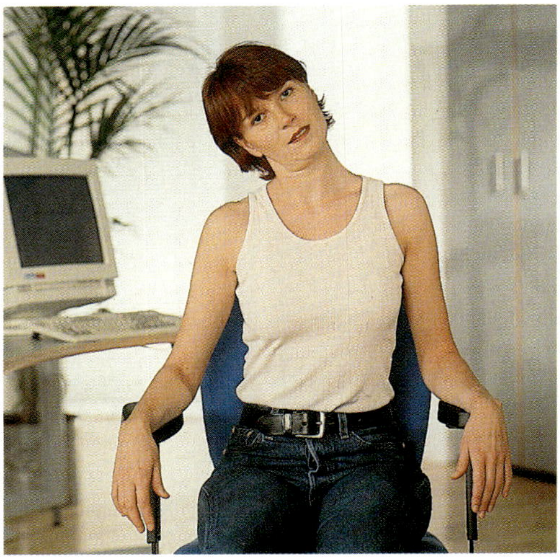

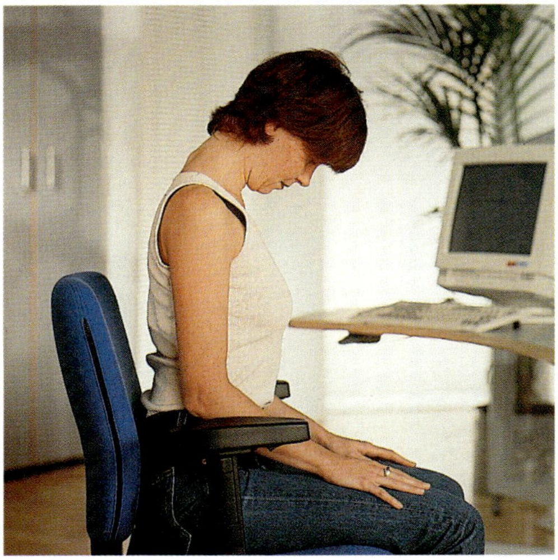

Sitzen Sie aufrecht mit geradem Rücken. Neigen Sie nun den Kopf langsam nach vorne. Dehnen Sie so Ihre Nackenmuskeln.

Von der Kopfvorneige kehren Sie nun in die Ausgangsposition zurück. Jetzt neigen Sie den Kopf mit einer langsamen Bewegung nach hinten, die Muskeln kontrollieren die Bewegung. Dabei wird die vordere Halsmuskulatur gedehnt.

➜

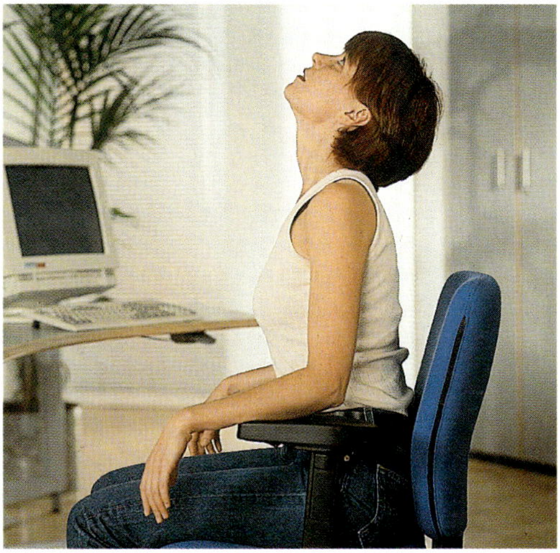

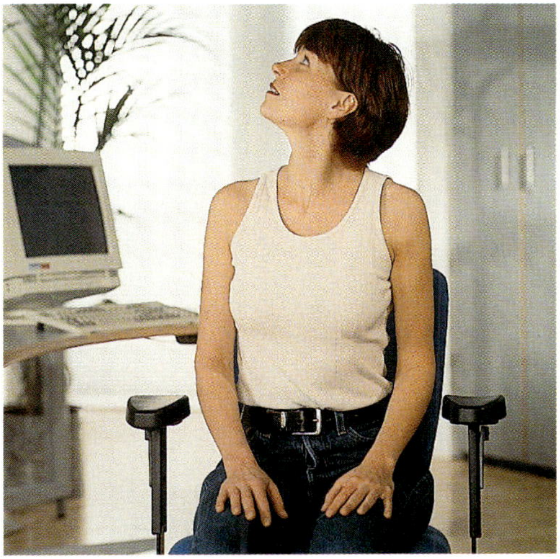

Sitzen Sie in der Ausgangsposition. Nun blicken Sie nach rechts oben, indem Sie den Kopf leicht nach rechts drehen und ihn dabei nach hinten neigen. Die Übung nach links wiederholen.

←

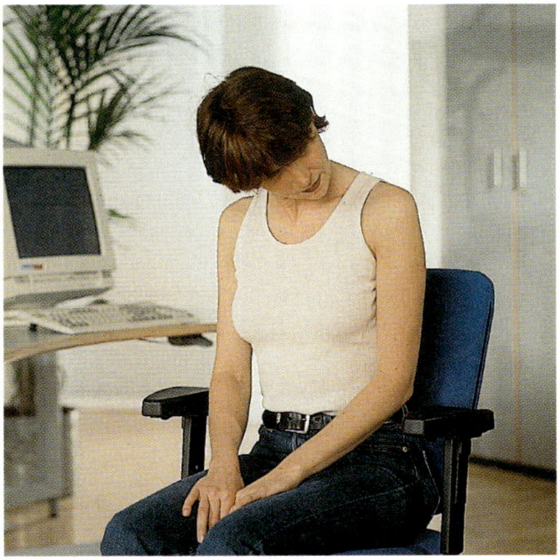

➜

Sitzen Sie in der Ausgangsposition. Nun neigen Sie den Kopf so weit wie möglich nach vorne. Dabei wird der Kopf leicht nach links gedreht und nach unten genickt. Die Übung nach rechts wiederholen.

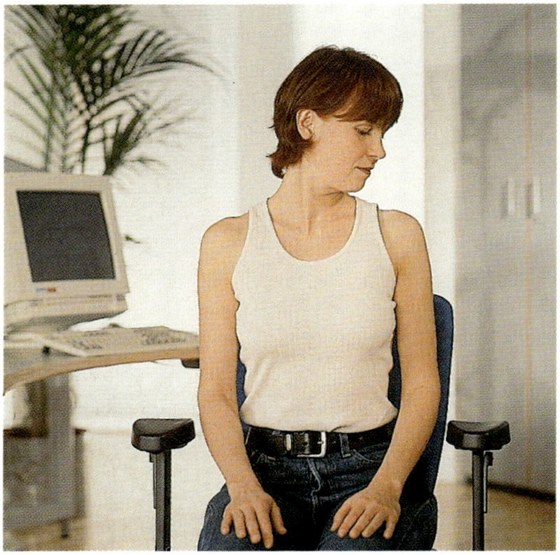

Sitzen Sie in der Ausgangsposition. Drehen Sie den Kopf nach links und neigen ihn nach vorne wie zu einer huldvollen Verneigung „von oben herab“. Die Übung nach rechts wiederholen.

←

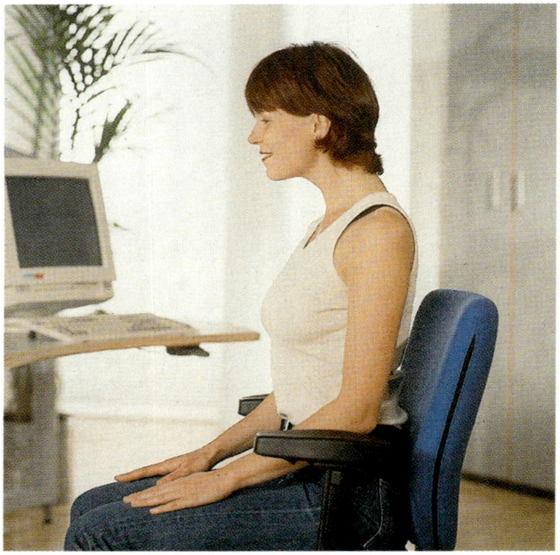

Machen Sie nun einen „Schildkrötenhals“. Dabei reckt sich der Hals so weit wie möglich nach vorne wie bei einer Schildkröte. Der Oberkörper bleibt dabei aufrecht und unbeweglich.

→

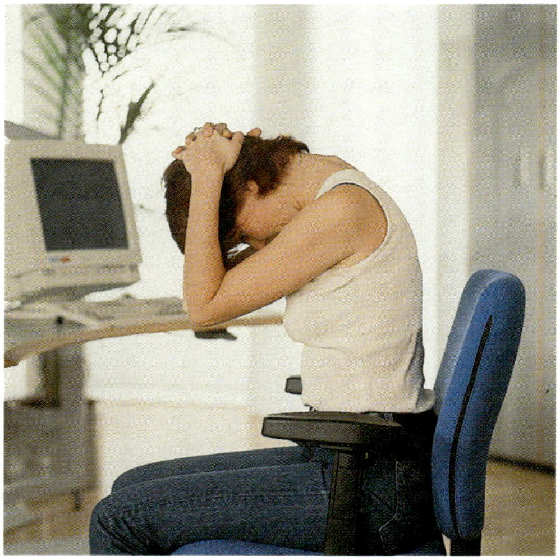

←

Richten Sie den Oberkörper auf. Die gefalteten Hände am Hinterhaupt auflegen, die Ellenbogen vor dem Gesicht zusammenführen. Nun durch langsam Zug am Hinterhaupt mit den Ellenbogen kniewärts ziehen.

Sitzen Sie in der Ausgangsposition. Umfassen Sie nun Ihr Kinn mit beiden Händen, die Ellenbogen sind vor dem Körper geschlossen. Schieben Sie dann den Kopf langsam in Rückneige.

➔

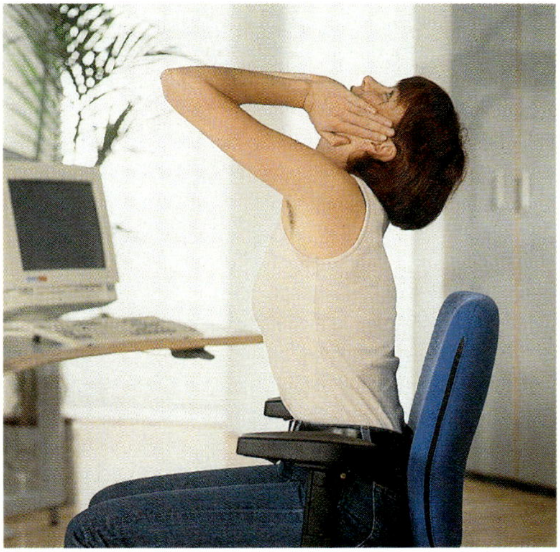

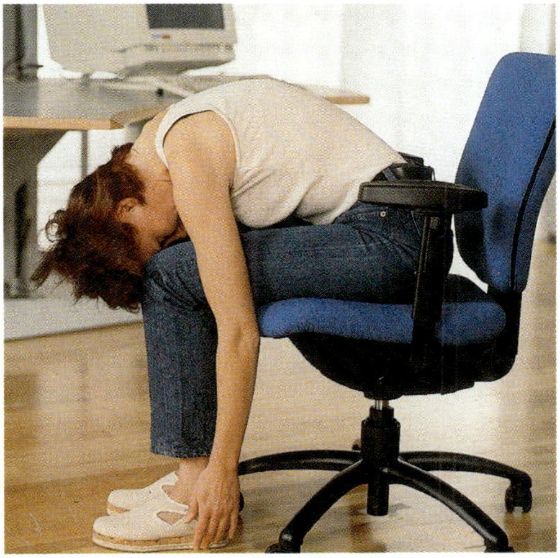

Sitzen Sie in der Ausgangsposition. Neigen Sie nun den Rumpf nach vorne, der Kopf liegt zwischen den Knien. Arme und Schultern bleiben locker.

←

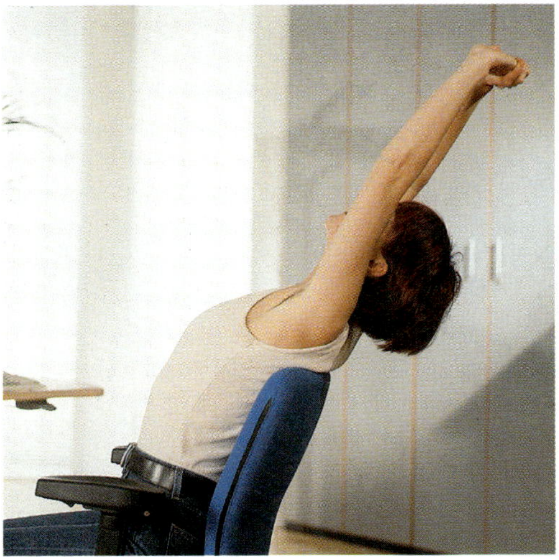

➔

Strecken Sie sich anschließend so richtig zur Decke. Der Kopf ist dabei leicht nach hinten geneigt.

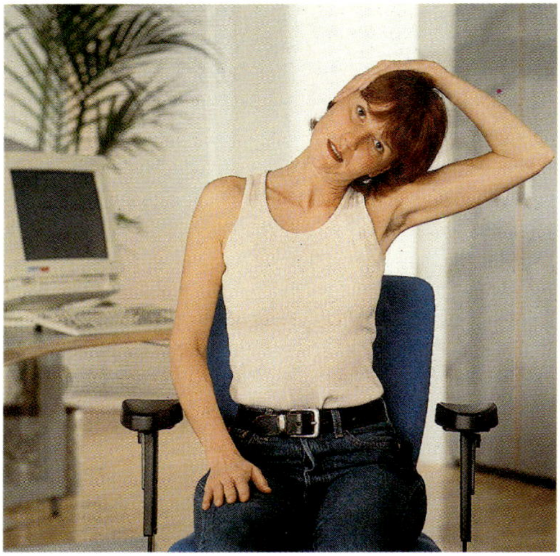

Der linke Arm greift über den Kopf, die linke Hand verdeckt die rechte Ohrmuschel. Neigen Sie nun den Kopf nach links. Nach kurzem Gegendrücken gegen die Hand dehnen Sie die rechtsseitige Nackenmuskulatur. Übung mit dem rechten Arm wiederholen.

←

Sitzen Sie in der Ausgangsposition. Drehen Sie nun den Kopf nach rechts. Dabei helfen beide Hände vorsichtig mit, den Kopf so weit wie möglich nach rechts zu drehen. Die Übung nach links wiederholen.

→

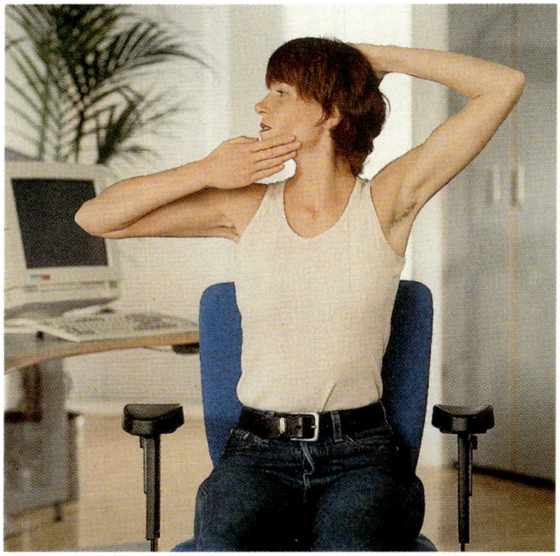

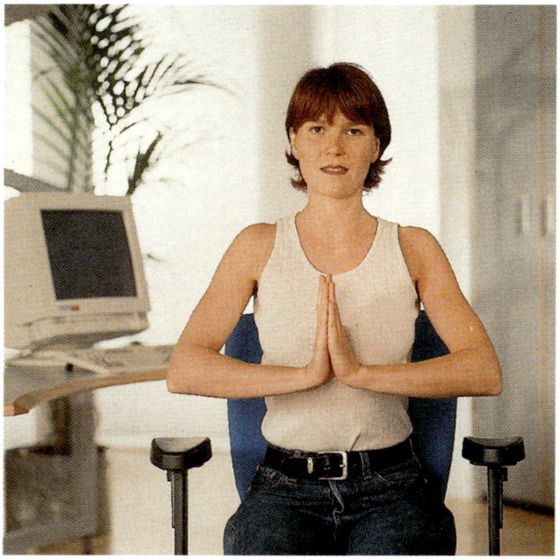

←

Sitzen Sie in der Ausgangsposition. Nun pressen Sie die beiden Handflächen vor dem Körper so fest Sie können gegeneinander. Dabei schaut der Kopf geradeaus. Achten Sie darauf, die Schultern nicht nach oben zu ziehen.

Sitzen Sie in der Ausgangsposition. Umfassen Sie nun die Schulterblattränder mit der jeweils gegenseitigen Hand („über Kreuz"). Ziehen Sie die Schulterblätter gleichzeitig nach vorne.

→

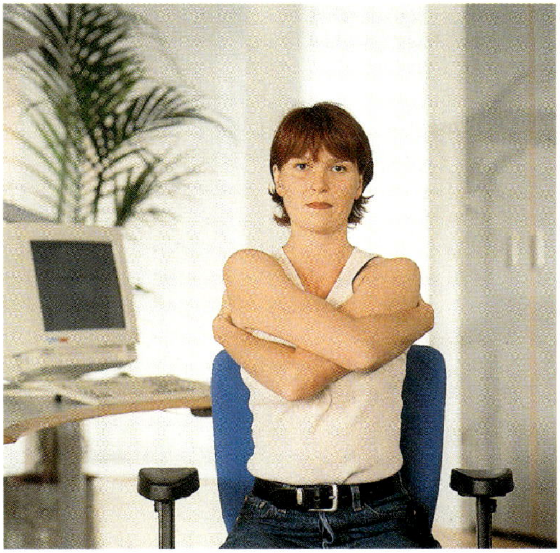

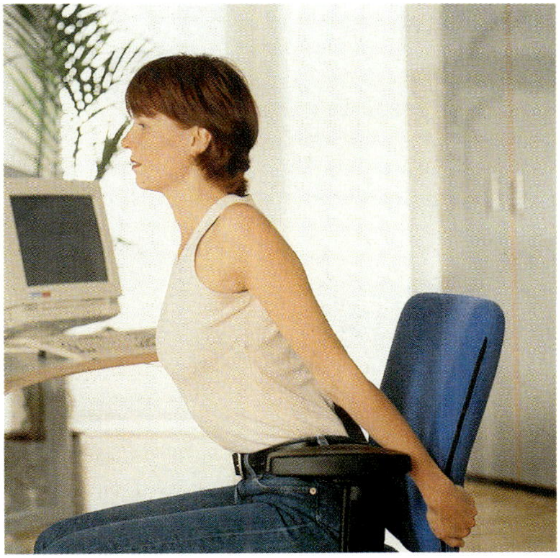

Sitzen Sie in der Ausgangsposition. Umfassen Sie nun mit beiden Händen die Armlehne Ihres Stuhles und ziehen Sie sie zu sich her.

←

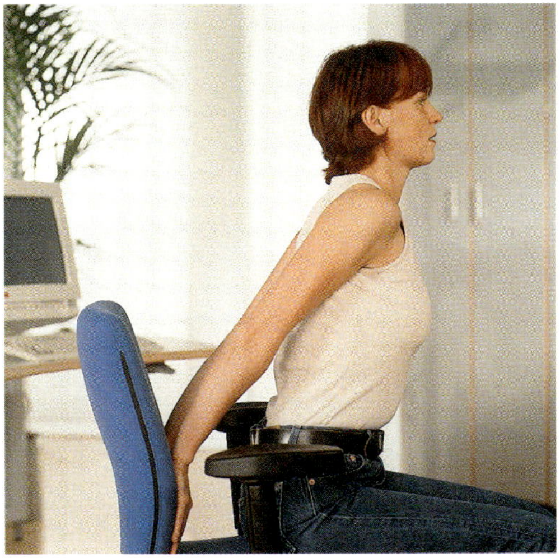

→

Sitzen Sie in der Ausgangsposition. Pressen Sie nun beide Handflächen gegen die Armlehne Ihres Stuhles und drücken Sie sie nach hinten weg.

Hilfreiche Adressen

Anschrift des Autors:
Dr. med. Bernd Reinhardt
Facharzt für Orthopädie
Rosenheimer Straße 53
83043 Bad Aibling

Adressen von Verbänden und Institutionen:

AGR – Aktion Gesunder Rücken e. V.
Postfach 13 61
27423 Bremervörde
Tel.: 0 47 61/97 91 79
Fax: 0 47 61/97 91 80

Arbeitskreis Sitzball-Er
Die Ball-Bewegung e. V.
Geschäftsstelle
Gartenstraße 8
42107 Wuppertal
Tel.: 02 02/4 59 84 51
Fax: 02 02/4 93 66 17

Bundesarbeitsgemeinschaft für
Haltungs- und Bewegungsförderung e. V.
Friedrichstraße 14
65185 Wiesbaden
Tel.: 06 11/37 42 09
Fax: 06 11/9 10 07 06

Bundesverband der deutschen
Rückenschulen (BdR) e. V.
Lingener Straße 12
48155 Münster
Tel.: 02 51/6 09 07 07
Fax: 02 51/6 74 31 70

BVO – Berufsverband der Ärzte für
Orthopädie e. V.
Am Lindenbaum 6–8
60433 Frankfurt/Main
Tel.: 0 69/52 00 95
Fax: 0 69/53 20 83

DGymB-Deutscher Gymnastikbund e. V.
Geschäftsstelle
Brunnenstraße 71
65835 Liederbach
Tel.: 0 61 96/6 32 29
Fax: 0 61 96/64 40 83

DTB – Deutscher Turner Bund
Otto-Fleck-Schneise 8
60528 Frankfurt/Main
Tel.: 0 69/67 80 10
Fax: 0 69/6 78 01 79

DVGS – Deutscher Verband für
Gesundheitssport und Sporttherapie e. V.
Vogelsanger Weg 48
50354 Hürth Efferen
Tel.: 0 22 33/6 50 17
Fax: 0 22 33/6 45 61

DVMB – Deutsche Vereinigung Morbus Bechterew e. V.
Selbsthilfegemeinschaft der Bechterew-kranken
Metzgergasse 16
97421 Schweinfurt
Tel.: 0 97 21/2 20 33
Fax: 0 97 21/2 29 55

Forum: Gesunder Rücken – besser leben e. V.
Friedrichstraße 14
65185 Wiesbaden
Tel.: 06 11/37 42 25
Fax: 06 11/9 10 07 08

ISG – Stiftung zur Förderung der innovativen Systemergonomie und Gesundheit im Büro
Heilbronner Straße 67
70191 Stuttgart
Tel.: 07 11/2 59 82 63
Fax: 07 11/2 59 82 99

NAS Norddeutsche Arbeitsgemeinschaft Sportmedizin und Sportphysiotherapie e. V.
Wiesenstraße 30 a
26135 Oldenburg
Tel.: 04 41/1 76 06
Fax: 04 41/1 45 04

Bezugsquellen für ergonomische Sitz- und Büromöbel:

LEUWICO Büromöbel GmbH
Entwicklung und Produktion von Büro- und Bildschirmarbeitsplatzsystemen
96484 Wiesenfeld
Tel.: 0 95 66/88 0
Fax: 0 95 66/8 81 14

officeplus GmbH & Co. KG
Saline 29
78628 Rottweil
Tel.: 07 41/2 48 04
Fax: 07 41/24 82 30
(Stehpulte, ergonomische Büromöbel)

RECARO GmbH & Co
Stuttgarter Straße 73
73230 Kirchheim/Teck
Tel.: 0 70 21/93 50 00
Fax: 0 70 21/93 53 39
(ergonomische Autositze)

Sedus Stoll AG
Brückenstraße 15
79761 Waldshut
Tel.: 0 77 51/8 42 47
Fax: 0 77 51/8 42 45
(ergonomische Bürositzmöbel)

Sachregister

Bildnachweis

AGR: 111; Bad Wörishofen: 95, 100; Bavaria: 38, 45, 68, 108; DAK: 20, 93; Georgi: 13; IDM: 32, 59, 74; LEUWICO: 86, 91; LEUWICO / Reinhardt: 116-123; mt-color: 77; officeplus: 66, 83, 88; RECARO: 53; Reinhardt: 2; Sedus: 65, 80; Wissenschaftliche Computer-Illustrationen von Solodkoff: 10, 11, 14; Verlag am Posthof: 24.